JN126255

# 患者・医療者の診療記録共有

世界の流れと群馬大学医学部附属病院における取り組み

群馬大学医学部附属病院

対馬義人　小松康宏　斎藤　繁　塚越聖子

中外医学社

## ●執筆者

対 馬 義 人　群馬大学医学部附属病院 放射線部長

小 松 康 宏　群馬大学医学部附属病院 医療の質・安全管理部長

斎 藤 　 繁　群馬大学医学部附属病院 病院長

塚 越 聖 子　前 群馬大学医学部附属病院 副病院長・看護部長
　　　　　　現 公益社団法人群馬県看護協会 常任理事

# 序文

　群馬大学医学部附属病院で発生した「腹腔鏡下肝切除術死亡8事例」については広く報道され、群馬大学医学部附属病院の診療体制に多くの不備があることがさまざまな形で指摘されました。これをうけて設置された「医療事故調査委員会」はすべて外部委員から構成されており、個別の症例の分析は「一般社団法人 日本外科学会」のご尽力によるものです。

　ここであらためてお亡くなりになられた患者さんのご冥福をお祈りするとともに、ご家族の方々に深くお詫び申し上げます。また調査分析から提言まで、一連の調査に携わっていただいた皆様に深く御礼申し上げます。

　一連の事故は患者さんにも多くの不安を与えたのみならず、院内の医療従事者にも大きな衝撃を与えました。群馬大学医学部附属病院の診療体制に不安があると感じていた職員は少なからずいたと思われますが、具体的に何をどのように改革すればよいのか、身近によいお手本があるわけでもありませんし、改革には多大なエネルギーを必要とします。

　医療は、個々の患者さんのために施されるものであって、「患者さんが中心にいるべき」であることは自明であり、すべての医療従事者は「患者さんにとってなにが最善か」を基本に行動すべきです。しかし、概念として理解できたとしてもその実践は必ずしも容易ではないことを多くの医療従事者は知っています。

　「医療事故調査委員会」は、一連の事故について分析するのみならず、再発防止のための提言を提示してくださいました。具体性のある提言であり、その後、群馬大学医学部附属病院ではこの提言を目標として多くの改革を実行してきました。提言のなかに「患者参加の促進」の項目があり、これはいわゆる「患者参加型医療」について述べられたものです。その内容は多岐にわたりますが、本書はこのなかから「患者さんとの診療記録の共有」について解説し、群馬大学医学部附属病院における実践についてお話しするものです。本気で考えれば、診療記録の在り方について本書のような結論にならざるを得ないのではないかと思っています。

# 謝辞

　本書を構成するにあたり多くの方々のご協力をいただきました。

　群馬大学医学部附属病院の「患者参加型医療推進委員会」の委員の方々、特に外部委員のお二人には多くの貴重なご意見をいただきました。

　システムの構築については、群馬大学医学部附属病院のシステム統合センターにご協力いただき、実践においては医事課診療情報管理係に多大なご尽力をいただいています。

　患者さんに対するアンケートの実施と分析は、河村恵美 現看護部長（副病院長）によるものです。多くの患者さんから率直なご意見をいただきました。

　群馬大学医学部附属病院の「患者参加型推進ワーキンググループ（WG）」のメンバーは、主に中堅あるいは若手の多職種のメンバーから構成されたものです。多くの具体的、実践的な意見交換ができたことはこの試みを成功に導くにあたって不可欠なものでした。本書で示した事例の多くはWGのメンバーが経験したものです。

　みなさまに改めて御礼申し上げます。

# 目次

# 本書で用いる基本的用語

- **患者参加型医療**：患者さんが医療チームの一員として、医療のさまざまなプロセスに参加することをいいます。参加様式には、① 直接の診療、② 病院などの運営計画立案やガバナンス、③ 国レベルでの医療政策など、さまざまなレベルが考えられますが、本書で扱うのは①の内容です。

- **診療録**：いわゆるカルテのことで、医師が記入する部分を指します。診療記録の一部を構成します。医療法には出てきませんが、医師法、健康保険法ではこの用語が使われています。

- **診療記録**：厚生労働省の診療情報の提供等に関する指針（https://www.mhlw.go.jp/web/t_doc?dataId=00tb3403&dataType=1&pageNo=1）（2003 年9 月 12 日）による定義では、診療録、処方せん、手術記録、看護記録、検査所見記録、エックス線写真、紹介状、退院した患者に係る入院期間中の診療経過の要約その他の診療の過程で患者の身体状況、病状、治療等について作成、記録又は保存された書類、画像等の記録をいいます。医療法、医師法、健康保険法ではこの用語は使われていません。

- **診療記録の共有と開示**：「共有」とは、広義には医療従事者と患者さんが共に制限なく診療記録を閲覧しかつ記入できる状況を指しますが、実現には多くの困難があるであろうことは容易に想像されます。「開示」とは、患者さんは診療記録を「閲覧」できるが、記入はできない状態を指します。

- **診療記録の共有（積極的開示）**：「積極的」とは、患者さんに診療録の「リアルタイムの閲覧」を可能とし、かつ「推奨」することで、開示請求による開示に対する表現です。

- **診療記録の開示請求による開示**：従来行われている診療録の開示で、事後的にハードコピーなどとして診療記録を開示することを指します。診療記録の積極的開示に対する表現です。

# 1 患者参加型医療とは何か
## ― 21 世紀の医療と患者参加

## ●背景

　21 世紀に暮らす私たちは、人類史上、最も長く、質の高い生活を送ることが可能な世界に住んでいます。しかし残念ながら、技術的には実現できるはずの医療と現実の医療には大きな格差があります。世紀の移行期、米国医学研究院（Institute of Medicine、現 National Academy of Medicine）から 2 つの画期的な報告書が刊行されました。1999 年の "To err is human"（邦訳：人は誰でも間違える）は、医療安全上の課題と改善方向を示し[1]、2001 年の "Crossing the Quality Chasm"（医療の質、谷間を超えて）は、米国の医療制度が、本来国民が受けられるはずの医療を提供できていないこと、解決には医療を複雑適合系としてとらえ、システム思考、質改善活動が重要であることを示しています[2]。

　急性期病院では、多職種・多部門が複雑に連携、協働しており、1 人の患者さんが退院するまでには 60 人以上のスタッフが関与すると見積もられています[3]。患者さんのもつ複数のプロブレムも、職種、診療科、部門によって優先順位が異なり、専門分化は治療の継続性を損ねる可能性があります。治療目標を設定したり、複数の治療選択肢から最終決定を下したりすることが容易でないことも少なくありません。例えば COVID-19 に罹患し、多臓器不全となっても、集中治療室で ECMO を含めた治療を行い、回復し社会復帰する患者さんがいる一方で、多疾患併存で、認知症が進んだ高齢者に進行がんが見つかった場合などには、技術的に可能な治療をすべて行うのではなく、QOL を重視した治療・ケアを希望する患者さんや家族も多いのです。循環器疾患・がん・糖尿病・慢性呼吸器疾患などの非感染性疾患（non-communicable diseases: NCDs）は、入院治療で完結するものではなく、生活習慣

改善や薬物服用遵守など、患者さんの主体的取り組み如何で予後が大きく変わってきます。

　このようななかで、安全で質の高い医療を実現するための革新的戦略として、患者参加型医療（patient engagement）が注目されています。米国の医療政策専門誌である Health Affairs 誌は、患者参加型医療を超新薬（ブロックバスター、Blockbuster drug）にたとえ、2013 年に特集号を組んでいます[4]。患者参加型医療はまさに 21 世紀医療の中心概念となっているのです。

## ● 患者参加型医療とは

　患者参加型医療とは、患者さんが医療チームの一員として、医療のさまざまなプロセスに参加することをいいます。参加様式には直接の診療、病院などの運営計画立案やガバナンス、国レベルでの医療政策など、さまざまなレベルがあります。すなわち狭義には、主として治療法決定への参加、治療の遵守（compliance and adherence）、自己管理を意味しますが、広義には医療提供体制や医学研究への患者参加も含まれます 表1 [5,6]。

### 表1 患者参加型医療の様式

| 患者参加の方法 | 具体例 |
|---|---|
| 自分の診療・ケアに参加 | 自分の疾病や治療について学習（電子カルテ閲覧も含む）<br>各種カンファレンスに参加<br>検査、投薬に間違いがないか一緒に確認する<br>医療者とともに治療法選択を決定する |
| 病院運営 | 病院委員会への参加<br>患者体験に基づき他の患者への助言・支援<br>「インフォームド・コンセント（IC）」文書、患者教育資料の作成支援<br>ご意見箱の投書から優先課題を選定 |
| 医療政策 | 事故被害者の支援<br>医療安全の講演会に講師として参加<br>医療行政の委員会に患者の立場から参加<br>闘病記の執筆，Web への掲載<br>研究費助成の委員となり、患者視点で研究を評価<br>専門雑誌の査読者の一員となる |

患者参加に相当する英語には、patient participation、patient engagement、patient activation、patient centered care、patient engaged care などがありますが[7-9]、最も広く使われている用語は patient engagement でしょう。逆に patient engagement の日本語の定訳はなく、「患者エンゲージメント」などと訳されることもあるようですが、意味する内容からは「患者参加」が妥当で、本書では一貫して患者参加の用語を用いることにします。

　治療方針の決定や、医療・ケアを進める際には、患者さん自身だけでなく、家族の役割も重要です。そのため、患者・家族参加（patient and family engagement）の呼称も広まり、「家族」も血縁や戸籍上の家族に限定されず、「生物学的（血縁）、法的、あるいは気持ちのうえで結びつきのある２人ないしそれ以上の人間関係」と定義されることが多いようです[10]。

　患者参加型医療は、患者さんにとっても医療従事者にとっても有益と考えられています。患者参加型医療の有効性に関するこれまでの研究では、患者さんの満足度、治療遵守度、治療成績を向上させるとしています[11-13]。さらに、患者・医療従事者間の信頼関係の強化、医療従事者の職務満足度の向上、医療従事者の燃えつきや離職の軽減につながるとの報告もあります[14-16]。患者さんの治療参加が進めば、不要な入院や救急外来の受診が減少し、入院件数や入院期間が減少し、医療費の削減にもつながると期待され、医療政策上も重要な課題です。

## ・患者さんが自らの治療・ケアに参加する

### 疾患・治療法を理解する―診療記録共有

　自らの健康状態や検査結果、疾患や治療法について理解することは、患者参加型医療の第一歩です。そのための方法として、海外では診療記録の共有、すなわち、患者さんが自分の診療記録にいつでもアクセスできるという制度が急速に普及しつつあります。その詳細は次章で紹介しますが、すでに北米では 2020 年秋の時点で 5,000 万人以上の患者さんがオンラインで自宅から自分の診療記録を閲覧できるようになっています[17]。

　診察室で患者さんは緊張しており、専門用語を的確に理解できないことも少なくありません。患者さんは、説明された内容の 40〜80％を誤解したり、

忘れたりしてしまうとの報告もあり、自宅でゆっくり自分の診療記録を閲覧することができれば、自らの病状、治療計画、処方内容を理解し、服薬や治療遵守率も向上すると期待されます[18]。患者さんが検査結果を確認したり、診療録の記載の不備を指摘したりできれば、診療録記載の正確性も高まるし、診断関連エラーの減少にもつながるでしょう[19]。

わが国でも、亀田総合病院（千葉県）、恵寿総合病院（石川県）、用賀アーバンクリニック（世田谷区）などの先進的な病院やクリニックが、患者さんとの診療記録共有に取り組んでいます。国立大学附属病院では、群馬大学医学部附属病院が 2019 年 4 月から入院患者を対象に診療記録の共有（開示）を始めました。しかし、わが国の状況は欧米諸国に比べて明らかに遅れており、今後の発展が望まれます。

## 治療方針決定に参加する─共同意思決定（shared decision making：SDM）

市中肺炎に対する抗菌薬治療など、治療の有効性と必要性が確実であれば、医師が治療法を決定し、患者が口頭で同意し治療が開始されます。侵襲的な処置を実施するにあたっては、提案する医療行為の目的、内容、期待される利益とリスクなどに関する情報を患者さんに提示し、患者さんが十分理解したうえで、当該医療行為の実施に同意するインフォームド・コンセントのプロセスがとられます。

近年、従来のインフォームド・コンセントの進め方では対応が困難な事例が増えてきています。複数の治療選択肢のどれが患者さんにとって好ましいかの基準が、医学的な判断だけでなく、患者さんの価値観などに大きく影響される事例があるのです。例えば、乳がんの患者さんでは乳房全摘術を選択するか、乳房部分切除と放射線療法にするかの選択、透析療法が必要になった慢性腎臓病の患者さんでは、血液透析、腹膜透析、腎臓移植、あるいは保存的腎臓療法のいずれを選択するのかといったことです。

複数の選択肢があり、生命予後や生活、QOL に与える影響が異なる場合、患者さんにとって最善の医療上の決定を下すためのプロセスとして重視されるようになったのが「共同意思決定（shared decision making：SDM）です。SDM は治療法の決定に患者さんが積極的に関わるものであり、患者参加型医療の根幹でもあります[20]。

4

共同意思決定とは、医療従事者と患者さんが協働して、患者さんにとって最善の医療上の決定を下すに至るコミュニケーションのプロセスです。共同意思決定を進めるにあたっては、① 合理的な選択肢（何も治療しない選択も含む）と、それぞれの利点・リスクに関する明確で、正確で、バイアスのない医学的エビデンスを伝えること、② エビデンスを個々の患者に合わせて伝えること、③ 患者の価値観、目的、意向、治療の負担も含めた懸念事項を話し合いに含めること、の3つが重要です[21, 22]。

　共同意思決定は、患者さんの自己決定権、自律を尊重するという倫理的な要請に応えるだけでなく、患者さんの満足度、治療遵守度、QOL、治療成績などの向上につながるものです。さらに、治療選択・医療の質の地域格差が減少し、患者・医療者関係・信頼関係が強化され、医療従事者の職務満足度が向上することも報告されています[23]。

　複数の治療選択肢があるなかで、侵襲的な治療を選択する場合には、共同意思決定のプロセスに基づいたインフォームド・コンセントが理想です。一方、インフォームド・コンセントの対象とならない一般的な診療のなかでも、共同意思決定が重視される場合は少なくありません。例えば糖尿病の治療で

**表2 共同意思決定の主な対象例**

| 対象 | 主な選択肢 |
| --- | --- |
| ●医療全般 | |
| 健診 | 健診を受けるかどうか。スクリーニング検査の種類 |
| 人生の最終段階 | アドバンス・ケア・プラニング。最終段階での具体的治療法選択（人工呼吸器など）。生活の場設定（在宅、施設） |
| ●がん医療 | |
| 各種のがん(検査) | スクリーニング検査を受けるかどうか。検査法の選択。検査結果が陽性だったときに精査を進めるかどうか |
| 各種のがん(治療) | 手術療法の選択と術式。薬物療法の選択。経過観察と支持療法 |
| 乳がん | 手術療法の術式選択。抗がん療法の選択。乳房再建術 |
| 前立腺がん | 慎重な経過観察か手術療法か。術式の選択 |
| ●救急・集中治療 | |
| 呼吸不全 | 人工呼吸器使用か HFV か<br>人工呼吸器離脱を何度も試みたが困難な場合に、離脱を目指すか、緩和ケアに移行するか |

（次頁につづく）

**表2** つづき

●心血管病変

| 冠動脈疾患 | 各種検査法の選択（冠動脈造影、造影 CT など）<br>生活習慣改善。冠動脈形成術・PCI。冠動脈バイパス術、薬物服用 |
|---|---|
| 心房細動 | 薬物治療をするかどうか。薬物療法の選択（アスピリン、ワルファリン、DOAC）。アブレーション |
| 弁膜症 | 弁形成術や弁置換術（機械弁か生体弁か）を実施するか。薬物療法の選択 |

●精神科

| アルツハイマー病 | 薬剤服用。在宅生活か施設入所か |
|---|---|
| 認知症 | 薬物療法の選択。生活の場の選択。自動車運転の是非。経管栄養 |
| うつ病 | 抗うつ薬を服用するかどうか。薬剤の選択。他の治療法 |
| 統合失調症 | 症状に関する情報共有、治療目標、治療選択 |

●内科

| 頭痛 | 検査や薬物療法を受けるか、またそれらの選択 |
|---|---|
| 睡眠障害 | 睡眠薬を服用するかどうか。薬剤の選択。生活習慣改善 |
| 脳卒中 | 経皮的血管形成術を受けるかどうか。薬物療法の選択。生活習慣改善 |
| 慢性糸球体腎炎<br>ネフローゼ症候群 | 腎生検を実施するかどうか。薬物療法の選択肢 |
| 高血圧 | 生活習慣改善。降圧薬の選択 |
| 糖尿病 | 生活習慣改善の程度と内容。薬物療法の選択。各種インスリン療法 |

●整形外科

| 骨粗鬆症 | 骨粗鬆症の検査を受けるかどうか。薬物療法を受けるかどうか。各種薬物療法の選択 |
|---|---|

●耳鼻科

| 花粉症 | アレルギーショット。抗アレルギー薬内服 |
|---|---|
| 滲出性中耳炎 | 経過観察。鼓膜切開。アデノイド切除術 |
| 睡眠時無呼吸<br>症候群 | CPAP 療法。マウスピース。アデノイド切除術（アデノイドが原因となっている場合） |
| 前立腺肥大 | 慎重な経過観察。薬物療法か。外科療法と術式 |
| 尿失禁 | 運動療法。薬物療法。手術療法 |

（小松康宏. SDM の代表例. In: 慢性腎臓病患者とともにすすめる SDM 実践テキスト. 医学書院; 2020. p.158[25] より）

JCOPY 498-14834

は、食事療法や運動療法、薬物療法を開始するかどうか、経口薬か注射薬かなどの選択がありますし、糖尿病性腎症が進行した場合には、腎代替療法の選択、透析アクセスの選択、人生の最終段階を迎えた時点での治療目標の設定などがあります 表2 [24,25]。精神科、がん医療、呼吸器疾患、神経内科、腎・透析医療、緩和ケアをはじめとしてさまざまな場面で共同意思決定の実践や研究が行われています。

**治療に主体的に参加する―家庭透析、血糖管理、入院患者の引継ぎへの参加**

　患者さんが自らの健康状態や家族・社会・既往歴について医療従事者に正確に伝えることだけでなく、検査や治療内容について理解し、不明な点があれば医療従事者に質問することも患者参加型医療の一部です。医療従事者が診療録に記載する情報の多くは、問診時に患者さんから聞き出したものであり、患者参加の度合いによって、診療録の質が変わってきます。将来は、患者さんが自らの診療録に情報を記載したり、修正したりすることで、診療録の質がさらに向上するかもしれません。

　特に慢性疾患では、治療への患者参加が治療の成否を左右します。家庭での血圧や血糖の記録は、医師の治療方針検討の参考になりますし、インスリン注射、腹膜透析などは患者さん自身が治療を担っています。

　病棟回診や看護師の引継ぎに、患者さんや家族が積極的に参加することも医療の質と安全の向上につながります。米国の小児病棟の回診を対象とした研究では、薬物療法に関して家族が積極的に発言した場合、処方が適切に変更され、医療安全性も、服薬遵守度も、患者満足度も向上したことが報告されています[26]。回診時に家族が同席した場合と不在の場合を比較した17の研究をまとめたシステマティック・レビューでは、家族が同席したほうが治療成績、患者満足度が高いことも示されています[27]。

**患者さんが病院運営、医学研究、政策評価に参加する**
**病院運営に参加する**

　病院の公式な委員会に患者さんや家族が参加すれば、彼らの視点を病院運営や医療の質・安全の改善に活かすことができます。わが国では、患者さんや市民が参加する病院内の委員会は倫理委員会や研究倫理委員会などに限ら

れますが、海外では病院の多くの委員会に患者さんや市民が正式な委員として参加することが少なくありません。

　米国では、病院運営に患者さんの視点を取り入れるための「患者諮問委員会（patient advisory council）」が積極的に活動しています。患者諮問委員会とは、病院幹部、病院職員、患者・家族アドバイザー（patient/family advisor：PFA）が病院の運営方針や活動を改善するために定期的に集まる公的な会合です。患者・家族アドバイザーは、患者諮問委員会のメンバーを務めたり、他の委員会やタスクフォースに参加し、患者の視点を病院運営に反映させます。2014年の時点で、米国の急性期病院の4割に、ニューヨーク州の病院の6割に患者諮問委員会が設立されています[28]。

　患者諮問委員会は、医療の質・安全や病院運営に関する情報を収集し、提言や年次活動報告を作成します。病院の新築や改築にあたっては患者さんの視点を伝えたり、患者教育資料の作成に助言したり、学生や職員への教育研修を担当するなど多様な活動が行われています。わが国では、患者諮問委員会に相当する委員会をもつ病院は非常に少ないと考えられますが、群馬大学医学部附属病院が「患者参加型医療推進委員会」を設立し、医療事故の被害にあった患者さんの家族などが委員として加わり、患者参加型医療の推進に努めています。

## 医療政策立案や医学研究に参加する

　患者さんや市民の視点を医療政策に反映することも患者参加型医療に含まれます。疾患に関する主観的な知識・経験をもち、治療を体験している患者さんは、医療政策上の優先課題の選定や、現行医療システムの有効性評価にあたって専門家とは異なった視点で貢献できるでしょう。

　医学研究への患者参加も重要です。「研究対象者・被験者」として研究に参加するのではなく、研究の企画から報告までの研究プロセスの多様な段階で、「パートナー」として参加することを、「患者・市民の研究参加（参画、involvement）」と呼びます。

　研究への患者参加は、研究者にとっては研究開発を進めるうえでの新たな視点を見出し、患者さんの不安・疑問点を解消し、医学研究・臨床試験の理解を促進することができるという利点があります。患者さん・市民にとっては、医学研究・臨床試験の参加者の利便性や理解を高め、医学研究・臨床試

JCOPY 498-14834

験や医療が身近なものになるでしょう。わが国でも、日本医療研究開発機構（AMED）が、患者さんと研究者の協働を目指す第一歩として「患者・市民参画(PPI)ガイドブック」を作成しており、今後の広がりが期待されます[29]。

## ・患者参加型医療を進めるうえでの課題

患者参加型医療は、「医療の専門家は医師、病院幹部、政策研究者や行政官であり、専門家が中心になって医療を進める」という従来の視点から、「患者・家族も医療チームの一員であり、患者視点の専門家」であるという、発想の大きな変革であり、パラダイムシフトといえます。期待は大きいのですが、実践には多くの課題や困難が予想されます。

患者さんや家族には、お任せ医療ではなく、自らの病気や、検査結果、処方内容を理解し、治療方針を決定することに関わること、医療者に医学的な情報、希望や懸念事項を積極的に伝える姿勢が求められます。自分の病気に関する正しい情報を入手し、活用する能力、すなわちヘルスリテラシーを高めることも必要です。

患者さんの姿勢や行動を変えるだけでなく、医療従事者の意識や行動を変えることも不可欠です。診察時に、患者さんや家族がわかる言葉で、患者さんの状況に合わせた形で説明すること、患者さんの言葉をまとめ直して確認すること、患者さんに発言や質問を促し評価すること、共感を示し間をあけることなど、医療コミュニケーションのスキルと態度形成も求められます。

入院時に、患者さんや家族が理解しなくてはならない情報は膨大です。多忙な医療現場では、限られた時間内にすべてを医師が詳細に説明することは現実的ではありません。理解を助ける資料やツールの開発、医師以外の職種やピア・サポーターとしての患者さんや家族による説明などが重要になるでしょう。

患者参加型医療を推進するには、病院が優先課題として患者さんと職員に対し啓発活動を行うことが重要です。例えば、家族の面会時間制限の緩和、医師・多職種回診や看護師の引継ぎに患者さん・家族を含めること、退院計画カンファレンスに患者さん・家族を含めること、診療記録の共有、患者諮問委員会の設立などがあります。

行政には、診療報酬への加算など、医療機関が患者参加型医療を推進できるような財政的な援助をお願いしたいと思います。さらに患者参加の意義を啓発し、患者さんと医療従事者の意識を高めていくには、マスメディアの役割も重要でしょう。

## まとめ ▶▶▶

▶ **1.** 「患者参加型医療（patient engagement）」とは、患者さんが医療チームの一員として、医療のさまざまなプロセスに参加することをいいます。参加様式には直接の診療、病院などの運営計画立案やガバナンス、国レベルでの医療政策など、さまざまなレベルがあります。

▶ **2.** 患者参加型医療は、患者さん、医療従事者の双方に有益です。すなわち、患者さんの満足度、治療遵守度、治療成績は向上します。患者・医療従事者間の信頼関係の強化、医療従事者の職務満足度の向上、医療従事者の燃えつきや離職防止に役立ちます。入院や救急外来の受診減少、入院期間減少なども得られ、医療政策上も重要です。

▶ **3.** 自らの健康状態や検査結果、疾患や治療法について理解することは、患者参加型医療の第一歩であり、そのための方法として「診療記録の共有」が役立ちます。

▶ **4.** 患者さんにとって最善の医療上の決定を下すためのプロセスとして重視されるようになったのが「共同意思決定（shared decision making：SDM）」です。これは治療法の決定に患者さんが積極的に関わるものであり、患者参加型医療の根幹です。

▶ **5.** 患者参加型医療を推進するには、病院が優先課題として患者さんと職員に対し啓発活動を行う必要があります。診療報酬への加算などの財政的な援助やマスメディアの役割も重要です。

JCOPY 498-14834

## ■文献

1) Institute of Medicine (US) Committee on Quality of Health Care in America. Kohn LT, Corrigan JM, Donaldson MS, eds. To err is human: building a safer health system. National Academies Press; 2012. (医学ジャーナリスト協会, 訳. 人は誰でも間違える―より安全な医療システムを目指して. 日本評論社; 2000)

2) Institute of Medicine (US) Committee on Quality of Health Care in America. Crossing the quality chasm: a new health system for the 21st century. National Academies Press; 2001. (医療の質―谷間を越えて 21 世紀システムへ. 日本評論社; 2002)

3) Edmondson A. How to turn a group of strangers into a team. TED talk, 2018 https://www.ted.com/talks/amy_edmondson_how_to_turn_a_group_of_strangers_into_a_team

4) Dentzer S. Rx For The 'Blockbuster drug' of patient engagement. Health Aff. 2013; 32: 202.

5) Carman KL, Dardess P, Maurer M, et al. Patient and family engagement: a framework for understanding the elements and developing interventions and policies. Health Aff. 2013; 32: 223.

6) 小松康宏. 患者参加型医療が医療の在り方を変える―21 世紀医療のパラダイムシフト. 国民生活研究. 2019; 59: 56-80.

7) Castro EM, Regenmortel TV, Vanhaecht K, et al. Patient empowerment, patient participation and patient-centeredness in hospital care: a concept analysis based on a literature review. Patient Educ Couns. 2016; 99: 1923-39.

8) Cene CW, Johnson BH, Wells N, et al. A narrative review of patient and family engagement: the "Foundation" of the medical home. Med Care. 2016; 54: 697-705.

9) Halabi I, Scholtes B, Voz B, et al. "Patient participation" and related concepts: a scoping review on their dimensional composition. Patient Educ Couns. 2020; 103: 5-14.

10) Clay AM, Parsh B. Patient-and family-centered care: it's not just for pediatrics anymore. AMA J Ethics. 2016; 18: 40-4.

11) Frosch L, Rincon D, Ochoa S, et al. Activating seniors to improve chronic disease care: results from a pilot intervention study. J Am Geriatr Soc. 2010; 58: 1496-503.

12) Stamp KD, Dunbar SB, Clark PC, et al. Family partner intervention influences self-care confidence and treatment self-regulation in patients with heart failure. Eur J Cardiovasc Nurs. 2016; 15: 317-27.

13) Strom JL, Egede LE. The impact of social support on outcomes in adult patients with type 2 diabetes: a systematic review. Curr Diab Rep. 2012; 12: 769-81.

14) Coulmont M, Roy C, Dumas L. Doesthe Planetree patient-centered approach to carepay off?: a cost-benefit analysis. Health Care Manag.

2013; 32: 87-95.

15) Gazelle G, Liebschutz JM, Riess H. Physician burnout: coaching a way out. J Gen Intern Med. 2015; 30: 508-13.

16) Nelson KMC, Helfrich H, Sun PL, et al. Implementation of the patient-centered medical home in the Veterans Health Administration: associations with patient satisfaction, quality of care, staff burnout, and hospital and emergency department use. JAMA Int Med. 2014; 174: 1350-8.

17) OpenNotes. https://www.opennotes.org/history

18) Kessels RP. Patients' memory for medical information. J R Soc Med. 2003; 96: 219-22.

19) Bell SK, Mejilla R, Anselmo M, et al. When doctors share visit notes with patients: a study of patient and doctor perceptions of documentation errors, safety opportunities and the patient-doctor relationship BMJ Qual Saf. 2017; 26: 262-70.

20) Elwyn G, ed. Shared decision making in health care. 3rd ed. Oxford Univ Press; 2016.

21) National quality partners playbook: Shared decision making in healthcare. National Quality Forum; 2018.

22) AHRQ. The SHARE approach: a model for shared decision making. https://www.ahrq.gov/sites/default/files/publications/files/share-approach_factsheet.pdf

23) Hughes TM, Merath K, Chen Q, et al. Association of shared decision-making on patient-reported health outcomes and healthcare utilization. Am J Surg. 2018; 216: 7-12.

24) 小松康宏. 維持透析患者と共同意思決定（Shared Decision Making）. 透析フロンティア. 2019; 29: 10-3.

25) 小松康宏. SDM の代表例. In: 慢性腎臓病患者とともにすすめる SDM 実践テキスト. 医学書院; 2020. p.158.

26) Benjamin JM, Cox ED, Trapskin PJ, et al. Family-initiated dialogue about medications during family-centered rounds. Pediatrics. 2015; 135: 94-101.

27) Cypress BS. Family presence on rounds: a systemic review of literature. Dimens Crit Care Nurs. 2012; 31: 53-64.

28) Herrin J, Harris KG, Kenward K, et al. Patient and family engagement: a survey of US hospital practices. BMJ Qual Saf. 2016; 25: 182-9.

29) 日本医療研究開発機構. 患者・市民参画（PPI）ガイドブック. https://www.amed.go.jp/ppi/guidebook.html

〈小松康宏〉

# 2 │ 診療記録の共有をめぐる国際的状況

　患者さんとの診療記録の共有は、患者さんの権利としてだけでなく、医療の質と安全を向上させる方法としても重要視されるようになってきています。紙カルテが主流だった時代は、患者さんは病院に行って原本を確認するか、コピーを取り寄せて読むといった物理的な制約がありました。近年のIT技術の進歩と電子カルテの普及に伴い、患者さんがPCやスマートフォンなどから病院外であっても自らの診療記録を閲覧することが技術的には十分可能となっています。欧米の多くの国では、患者さんが基本的な診療情報を閲覧できるシステムが構築されつつあります。

　この章では診療記録の共有の歴史と現況について紹介します。

## ● 患者ポータル

　1973年、米国病院協会（The American Hospital Association）は患者さんの権利章典（A Patient's Bill of Rights）を採用し、自らの価値観を反映した質の高い医療を受け、診療に関する記録の詳細にアクセスできることを患者さんの権利であるとしました[1]。しかし紙カルテ時代には、患者さんが自由に診療記録を閲覧することは現実的ではありませんでした。

　1990年代に入りIT技術の進歩と電子カルテの普及が、状況を一変させました。1996年、米国ではHIPAA（Health Insurance Portability and Accountability Act、医療保険の携行と責任に関する法律）が制定されました。同法は、個人を特定できる保健情報、すなわち「保護対象保健情報（Protected Health Information: PHI）」の使用、開示、保護に関する要件を定めたものですが、そのなかで、患者さんが記録を閲覧し、コピーを受け取ることが保証されました[2]。1990年代に入り、電子カルテベンダーが患者ポータル（patient portal) と呼ばれるシステムを開発しました。これは、電子カルテに紐付けられ、インターネットを通じて患者さんが 24 時間、自らの診療記録に安全にアクセスできるオンライン・ウェブサイトです。パスワードを用い、外来受診歴、退院要約 (いわゆるサマリ)、処方、アレルギー、検査結果などを閲覧できます[3]。

2001 年には、医療従事者、患者擁護者、社会科学者、マスメディア、芸術家などが集まり、医療における共同意思決定に関するザルツブルグ・グローバル・セミナーが開催されています。セミナー参加者は、患者さんと医療従事者が診療記録を共有し、患者さんからのフィードバックを医療の質の改善に活かしている想像上の国である "People Power" のビジョンを示しました。"Nothing about me without me. (私のことは私抜きに決めないで)" という有名な言葉は、この会議で Valerie Billingham が言ったものです。このセミナーは、その後の共同意思決定や患者参加につながる重要な契機となりました[4]。

患者ポータルの理念が示されても、実際に普及するには時間がかかりました。ボストン小児病院など一部の病院が限定的に取り組んでいましたが、状況が一変したのは 2006 年です[5]。Microsoft 社や Google 社が患者ポータルを開発したことに加え、米国保健福祉省の公的保険制度運営センター (Centers for Medicare and Medicaid Services: CMS) が既存のメディケアデータを利用した患者ポータルの実行可能性調査に助成金を拠出し、さらに民間でのスマートフォン利用が急速に普及し始めた頃です。

2009 年には、医療の質の向上を目的として、電子的な診療情報の共有を進めることに対する経済的なインセンティブが与えられ、"The American Recovery and Reinvestment Act (ARRA)" (アメリカ復興・再投資法) によって、患者ポータルの活用が促進されました。同法に関連し、「経済的および臨床的健全性のための医療情報技術 (Health Information Technology for Economic and Clinical Health: HITECH) に関する法律」が 2009 年に制定されています[5,6]。HITECH 法はプライバシー保護強化に加え、電子カルテおよび電子処方せん (e-prescribing) の普及、個人健康記録 (PHR) の民間利用推進につながるものです。さらに、米国保健福祉省に設置されている ONC (Office of the National Coordinator for Health IT) が設定した電子カルテの

14

システム基準を満たした機器やそれを導入した医師・医療機関が、「意義ある利用 (Meaningful Use: MU)」基準の要件を満たした場合は奨励金を受けることができるようになりました[7,8]。「意義ある利用」の基準には、受診後の診療サマリ、患者さんと医療機関との間の安全なメッセージ共有機能、診療記録の閲覧、ダウンロード、転送の機能性などが含まれています。さらに、オンラインでの予約機能、支払い機能などを備えているものも多くあります。このように米国では医療ITの推進が国家戦略として進められており、2018年時点で9割の医療機関が患者ポータルを提供しています[8]。

## ● 診療記録共有 "OpenNotes"

初期の患者ポータルの多くは、サマリ、処方、検査結果などに限定され、医師の診療録記載 (progress note、診察記事) は閲覧できませんでした。2010年に患者さんが医師の記載を含めて閲覧できるという OpenNotes 研究が開始されました。ハーバード大学関連病院であるベスイスラエル・デコネス病院、ペンシルベニアの Geisinger ヘルスシステム、シアトルの Harborview メディカルセンターの一般内科に通院中の患者さんを対象として、オンラインで自分の診療記録を閲覧できるシステムを構築し、効果を評価するものです[9-11]。

OpenNotes 研究開始直後には、医師の間でも期待と不安が錯綜しており、研究に参加 (協力) した医師と、参加しなかった医師を対象に意識調査が行われています。参加した医師の7〜8割は診療記録の共有自体はよい試みであると感じ、また患者さんとのコミュニケーションならびに患者教育が改善すると期待していました。研究に参加した医師の5〜6割、参加していない医師の約9割は、患者さんの不安が強まることを懸念し、参加医師の4〜5割、参加していない医師の約8割は、診療記録の共有によって、診察時の患者さんからの質問時間が増えることを懸念していました[9]。その後の研究では、医師の業務量はそれほど変わらず、患者さんからは高い評価を得ています。その後、OpenNotes 研究の参加施設は増加し、対象も一般内科外来だけでなく、がん、糖尿病、一部の精神科などにも拡大しています[11]。

2020年12月時点で、北米では約5,000万人がオンラインで自分の診療記

**表1** 米国で患者さんが無料でアクセスできるデータ

コンサルテーション記録
退院サマリ
病歴と身体診察所見
画像診断報告書
検査結果報告書
病理結果報告書
手術・処置記録
診察記事（プログレス・ノート）

録にアクセスでき、英国でもオンラインの診療記録アクセスが法制化され、2020 年度中に全国民が自分の診療記録にアクセスできるシステムが構築中です。

2016 年 12 月、米国において「21 世紀の治療に関する法律」（21st Century Cures Act）が上下院で承認され、オバマ大統領が署名し成立しました。新規医療機器や医薬品の製造販売承認プロセスを簡略化することに加え、健康関連情報の利用拡大に道を開いています。この法律は、2021 年 4 月 5 日から患者さんが無料で、医師の診療録記載を含む 8 項目のデータにアクセスできるよう医療機関に求めています **表1** [12]。患者ポータルと電子カルテは同義ではないものの、医師の診療録記載が患者ポータルに含まれるようになれば、患者ポータルの普及が実質的な診療記録の共有ということになるでしょう。

## 患者ポータルの利用や診療記録の共有が 医療の質に与える影響と課題

患者さんが自らの健康・診療に関連する情報を入手し、理解することは、健康に対する関心や、治療への主体的参加を促進し、患者さんの満足度、QOL、治療成績を改善すると期待されます。すでに多くの研究が、患者ポータルの利用や診療記録の共有が医療の質を向上させ[13-15]、不必要な医療費を削減できることを示しています[16, 17]。さらに、侵襲的な治療のインフォームド・コンセントを進めるにあたって、診察時の医療従事者との会話だけでなく、事前に十分な情報を入手し、理解することで、インフォームド・コンセントの質が向上し、患者さんも自分の決定に自信をもつことができま

す[18-20]。さらに、医師・患者関係が向上するとの報告もあります[21-24]。

　患者さんは医師と会う前に検査結果や画像診断報告などを直接知ることができますが、逆に患者さんが不安に感じたり、記載内容に対し不快感をもったりする可能性もあります。オランダのユトレヒト大学病院では、2015年9月から2017年9月の間に診療記録の閲覧と患者さんの苦情、インシデント報告の実態を調査しました[24]。19万人の患者さんが患者ポータルにアクセスでき、月当たり平均7,978人の患者さんが少なくとも1回患者ポータルにアクセスしていました。これによって患者さんは、医師の診療録記載、検査結果、画像診断報告書、病理診断報告書などを閲覧できます。医療従事者が「患者ポータル」に関連するとして報告したインシデントは2年間で63件ありましたが、実際に関連性があったのは6件のみで、診察前に頭部MRIの結果をみて心配した患者さんや、親が知らない子供の診察予約をみて心配したもの、記載が誤っていたことを患者さんが指摘したものなどでした。患者さんからの苦情申し立ては4件あり、進行がんの患者さんが自分の診療録を閲覧してパニックになったことに対する娘からの苦情、子供の記録をみることができないという親の苦情、画像診断報告書は閲覧できるが画像そのものをみることができないという苦情、スマートフォンを使えない患者さんからポータルにアクセスできないという苦情でした。患者ポータル利用による悪影響は少ないものの、診察前に検査結果にアクセスできることの是非については今後の検討が必要でしょう。

　患者ポータルにアクセスできる患者さんであっても、利用頻度はそれほど多くなく、15〜30％にとどまっています[25]。ノースカロライナ大学病院は、2014年の関連施設の患者ポータル"My UNC Chart"の利用状況を調査したところ、退院後30日以内にアクセスした患者さんは16.6％でした[26]。最も閲覧頻度が高い項目は、連絡、助言の依頼、検査結果、プロブレムリスト、処方一覧、アレルギー、予防接種歴、予約状況であり、先行研究の結果と一致していました[27]。2017年の全米データを対象とした研究では、患者ポータル利用率は37％でした[28]。利用しなかった患者さんの主な特徴は、学歴が大卒未満、収入が低い、65歳以上、田舎や過疎地域に住んでいる、などが挙げられています。インターネットへのアクセスなど技術的な問題が利用の障害となることは少なく、利用しない患者さんは、医療従事者との関係を損ねる

ことを心配していたり、医療者と直接話すことを希望したりしていました[29]。高学歴、高収入、ラテン系以外の白人、大卒以上では利用率が高く、社会経済的地位と利用率との関連性も指摘されています。

　患者ポータルの予期せぬ弊害として、健康関連情報の質・量の格差、さらに健康格差の拡大の懸念があります。デジタル技術活用に関する知識や経験が不足していることが利用率の低下につながるので、利用率向上のためには、患者の心理的障壁を減らすための患者教育や、医療従事者のコミュニケーション・スキルが重要となります。医療機関は、システムを構築するだけでなく、その利用率をモニターし、公平な利用につながるような対策を講じる必要があるでしょう。

## ・わが国における診療記録共有と患者ポータル

　2021年時点で、わが国における患者さんとの診療情報の共有の体制は、欧米諸国に比べ著しく遅れていると言わざるを得ません。厚生労働省の「診療情報の提供等に関する指針」には、「医療従事者等は、患者等にとって理解を得やすいように、懇切丁寧に診療情報を提供するよう努めなければならない」、「診療情報の提供は、(1) 口頭による説明、(2) 説明文書の交付、(3) 診療記録の開示等具体的な状況に即した適切な方法により行われなければならない」、とあり、診療情報を共有することが定められています。患者さんが希望すれば診療記録の開示が可能であったとしても、実際の手続きは煩雑であり、閲覧時間も制限されることが多いでしょう。

　患者さんが自分の診療記録を閲覧できるようにしている病院はごく一部にすぎません。民間病院やクリニックのなかには、先進的な取り組みを行っている施設もあり、亀田総合病院（千葉県）、恵寿総合病院（石川県）、用賀アーバンクリニック（世田谷区）などでは、自宅からオンラインで診療記録を閲覧できるシステムを構築しています。大学病院としては2019年に群馬大学医学部附属病院が入院の患者さんを対象として診療記録の共有制度を開始しました。病棟に、患者さん専用の電子カルテを設置し、患者さんはパスワードを入力することで、自分の診療記録だけを閲覧できます。閲覧できる項目は、診療記録の大部分で、医師の日々の診察記事、看護記録も含まれます。

米国の患者ポータルの状況によると、患者さんがアクセスしたい情報、患者さんにとって必要な情報は、日々の診察記事や看護記録よりも、処方一覧、検査結果、病歴要約、プロブレムリスト、診察予約状況などだそうです。患者さんが診察記事を読むことに抵抗を感じる医療従事者は少なくないでしょうが、診察や検査の予定状況、処方一覧、検査結果を患者さんと共有することに反対する医療従事者は少ないでしょう。

　定期的な病歴サマリや、アレルギー歴などを患者さんが確認したり、診察時に補足することで、診療情報の質が改善したり、医療安全が強化されるであろうことは容易に想像されます。群馬大学医学部附属病院では、診療記録の共有のシステムとは別に、早くから検査結果や画像診断報告書などの写しを患者さんに外来で渡すよう推奨してきました。例えば画像診断報告書を共有し、記載内容を患者さんも確認すれば、偶発所見の記載を医師が見落とすことによって必要な検査や治療開始が遅れるといった事故を防止できるでしょう。米国の研究では、患者ポータルで画像診断報告書を共有することに関し、約9割の医師や患者さんが有益と考えており、それに伴って業務量が増大することもありません[30]。一方、現行の画像診断報告書の記載は、依頼医が読み手であることを前提としており、患者さんが正しく理解できるとは限りません。患者ポータルと画像診断報告書に関する47の研究を対象としたシステマティック・レビューは、患者ポータルにおける画像診断報告書の改善課題を指摘しています[31]。

## ●医療産業の国際化とデジタル活用

　海外で患者ポータルや診療記録の共有が急速に進んだ背景には、医療の質や安全を強化したり、患者さんの権利を保証したりといった側面だけでなく、膨大な診療情報をビッグデータとして活用し、新規診断・治療法の開発に活かそうという国家的戦略があります。電子カルテの導入・維持だけでも多額の費用がかかるうえに、患者閲覧用の新たなシステムを一医療機関が新規に開発することは困難です。わが国で診療記録の共有を普及させるためには、米国のように電子カルテベンダーや医療機関に対する助成や経済的インセンティブ付与が必要でしょう。

## まとめ ▶▶▶

**1.** 診療記録の共有は、患者さんの権利としてだけでなく、医療の質と安全を向上させる方法としても重要です。

**2.** OpenNotes 研究（2010 年）では、多くの医師がよい試みであると感じる一方で、患者さんの不安が強まることの懸念や、業務量の増大が心配されましたが、実際には医師の業務量はそれほど変わらず、患者さんからは高い評価を得ました。悪影響は少ないですが、診察前に検さん査結果にアクセスできることの是非については検討が必要です。

**3.** 2020 年 12 月時点で、北米では 5,000 万人の患者さんが自分の診療記録にアクセスできます。実際には利用頻度はさほど高くなく、15〜30%程度との報告があります。

**4.** わが国における診療記録の共有は、大きく遅れています。

**5.** 不必要な医療費の削減や、ビックデータの活用という国家戦略としても重要です。普及には医療機関に対する助成など経済的インセンティブが必要です。

■文献
1) Annas GJ. A.H.A. Bill of rights. Trial. 1973; 9: 59-61.
2) Rahiman M, Warner JL, Jain SK, et al. Significant and Distinctive n-Grams in Oncology Notes. JCO Clin Cancer Inform. 2019; 3: 1-9.
3) https://www.healthit.gov/faq/what-patient-portal
4) Nothing about me without me. — Valerie Billingham, Through the Patient's Eyes, Salzburg Seminar Session 356, 1998.
5) Irizarry T, DeVito Dabbs A, Curran CR. Patient portals and patient engagement: a state of the science review. J Med Internet Res. 2015; 17: e148.
6) Government Accountability Office. Health information technology: HHS should assess the effectiveness of its efforts to enhance patient access to and use of electronic health information [Internet]. Washington (DC): GAO; 2017 Mar [cited 2018 Oct 26]. (Report No. GAO-17-305). https://www.gao.gov/assets/690/683388.pdf
7) Beal LL, Kolman JM, Jones SL, et al. Quantifying patient portal use:

systematic review of utilization metrics. J Med Internet Res. 2021; 23: e23493.

8) Centers for Medicare & Medicaid Services. Stage 2 Eligible professional meaningful use core and menu measures. http://www.cms.gov/ Regulations-andGuidance/Legislation/EHR Incentive Programs/ Downloads/Stage2_MeaningfulUseSpecSheet_TableContents_EPs. pdf

9) Walker J, Leveille SG, Ngo L, et al. Inviting patients to read their doctors' notes: patients and doctors look ahead: patient and physician surveys. Ann Intern Med. 2011; 155: 811-9.

10) Delbanco T, Walker J, Bell SK, et al. Inviting patients to read their doctors' notes: A quasi-experimental study and a look ahead. Ann Intern Med. 2012; 157: 461-70.

11) Open Notes website. https://www.opennotes.org

12) Federal Rules Mandating Open Notes. https://www.opennotes.org/ onc-federal-rule/

13) Kruse CS, Bolton K, Freriks G. The effect of patient portals on quality outcomes and its implications to meaningful use: a systematic review. J Med Internet Res. 2015; 17: e44.

14) Sarkar U, Lyles CR, Parker MM, et al. Use of the refill function through an online patient portal is associated with improved adherence to statins in an integrated health system. Med Care. 2014; 52: 194-201.

15) Wright A, Feblowitz J, Samal L, et al. The Medicare electronic health record incentive program: provider performance on core and menu measures. Health Serv Res. 2014; 49 (1 Pt 2): 325-46.

16) Baker L, Rideout J, Gertler P, et al. Effect of an internet-based system for doctor-patient communication on health care spending. J Am Med Inform Assoc. 2005; 12: 530-6.

17) Palen TE, Ross C, Powers JD, et al. Association of online patient access to clinicians and medical records with use of clinical services. JAMA. 2012; 308: 2012-9.

18) Alpert JM, Morris BB, Thomson MD, et al. Identifying how patient portals impact communication in oncology. Health Commun. 2019; 34: 1395-403.

19) Woods SS, Schwartz E, Tuepker A, et al. Patient experiences with full electronic access to health records and clinical notes through the My HealtheVet Personal Health Record Pilot: qualitative study. J Med Internet Res. 2013; 15: e65.

20) Ammenwerth E, Schnell-Inderst P, Hoerbst A. The impact of electronic patient portals on patient care: a systematic review of controlled trials. J Med Internet Res. 2012; 14: e162.

21) Rexhepi H, Åhlfeldt RM, Cajander Å, et al. Cancer patients' attitudes and experiences of online access to their electronic medical records: a qualitative study. Health Informatics J. 2018; 24: 115-24.

22) Bell SK, Folcarelli P, Fossa A, et al. Tackling ambulatory safety risks through patient engagement: what 10,000 patients and families say about safety-related knowledge, behaviors, and attitudes after reading visit notes. J Patient Saf. 2021; 17: e791-9.

23) Bell SK, Mejilla R, Anselmo M, et al. When doctors share visit notes with patients: a study of patient and doctor perceptions of documentation errors, safety opportunities and the patient-doctor relationship. BMJ Qual Saf. 2017; 26: 262-70.

24) van Kuppenveld SIR, van Os-Medendorp H, Tiemessen NAM, et al. Real-time access to electronic health record via a patient portal in a tertiary hospital: is it harmful? A retrospective mixed methods observational study. J Med Internet Res. 2020; 22: e13622.

25) Heath S. Patient portal adoption tops 90%, but strong patient use is needed. Patient Engagement HIT. https://patientengagementhit.com/news/patient-portal-adoption-tops-90-but-strong-patient-use-is-needed

26) Griffin A, Skinner A, Thornhill J, et al. Patient Portals: Who uses them? What features do they use? And do they reduce hospital readmissions? Appl Clin Inform. 2016; 7: 489-501.

27) Emont, S. Measuring the impact of patient portals: what the literature tells Us. California Health Care Foundation 2011. http://www.chcf.org/publications/2011/05/measuring-impact-patientportals

28) Anthony DL, Campos-Castillo C, Lim PS. Who isn't using patient portals and why? Evidence and implications from a national sample of us adults. Health Aff. 2018; 37: 1948-54.

29) Lyles CR, Allen JY, Poole D, et al. "I want to keep the personal relationship with my doctor": understanding barriers to portal use among African Americans and Latinos. J Med Internet Res. 2016; 18: e263.

30) Henshaw D, Okawa G, Ching K, et al. Access to radiology reports via an online patient portal: experiences of referring physicians and patients. J Am Coll Radiol. 2015; 12: 582-6.e1

31) Alarifi M, Patrick T, Jabour A, et al. Full radiology report through patient web portal: a literature review. Int J Environ Res Public Health. 2020; 17: 3673

〈小松康宏〉

JCOPY 498-14834

# 3 | 群馬大学におけるこれまでの経緯と<br>診療記録の共有（積極的開示）の開始

　群馬大学医学部附属病院では、診療の閉鎖性を排除することで受診者、受療者の視点に立った医療が実践できると考えています。診療記録の共有（積極的開示）もこうした判断に基づくもので、直接のきっかけは、2014年6月以降に診療体制の不備がさまざまな形で指摘されたこと、そうした不備を国内の平均的なレベルで改善するのみならず、世界標準、あるいはそれ以上のレベルで改変するべきと職員の多くが感じたことです。第三者委員会からはさまざまな病院改革に関する貴重な提言をいただきました[1]。これには事故の経緯、検証結果などとあわせて、再発防止に向けた提言が含まれています。そうした項目に挙げられた事項を、期待されるレベルよりももう一段進めなくては本当の改革にはならないと考えました。

　診療記録の共有（積極的開示）の総論的な方針は患者参加型医療推進委員会で討議されてきました。この委員会は、病院業務のさまざまな側面に関して患者参加を促すという委員会です。医療安全担当副院長が委員長となり、看護部、事務部を含む病院内委員と複数の院外委員で構成されています。院外委員には病院の医療安全に関して強い関心をおもちいただいている社会経験豊かな方々に委嘱しています。

　2017年6月19〜23日に開催された医療安全週間において、他施設で医療事故を経験したご遺族の講演会を実施するとともに、2018年度の医療安全週間で群馬大学医学部附属病院での事例に関連したご遺族を委員に迎えた患者参加型医療推進委員会の第1回を開催することが決められました。そして、2018年6月に委嘱した委員2人を迎えた委員会の第1回が開催されました。その後、特段の事情がなければ、年4回程度の会合がもたれ、診療記録の共有（積極的開示）を含めた患者参加型医療のさまざまな事項が討議されています。

　診療内容の共有に関しては、当初から、受診者への診療情報の提供が話し合われています。検査結果等のコピーを渡すなどの一般的なことから始まり、電子カルテシステムの時代を反映して、面談診療時の電子カルテ画面の供覧など、すぐにできることを広く実施しようと相談されています。そうしたなかで、さらなる推進事項として、電子カルテ上の診療記録の共有（閲覧）の方針について具体的な作業が進められました。

　面談診療時間内とは別途の電子カルテ閲覧に関しては、国内でも事例がほとんどないことから、少し詳細な検討が必要ということになり、積極的な診療記録共有のための具体的な課題を詳細に詰めていく患者参加型医療推進ワーキンググループ（WG）が 2017 年 9 月に設置されました。

　この委員会は技術的な側面を含めた検討を行う場で、院内の関係多職種で構成し、その結果を前記の患者参加型医療推進委員会に順次フィードバックしていくことになりました。患者さんらによる診療記録の直接閲覧を実現するためには、診療記録に含まれる他の医療機関作成文書（いわゆる紹介状）や、第三者の利益を害するおそれがある記録、本人の状況を著しく損なうおそれがあるものなどについて、その取り扱いを理論的、技術的に整理する必要が生じました。さまざまな角度から検討を加え、約 1 年の期間をかけて病院情報システムの改修、運用ルールなどの作成が行われています。並行して、職員への診療録記載のあるべき姿の教育、記載上の諸注意の周知徹底などを図る必要がありました。

　そうした手順を踏み、2018 年度から順次診療記録の共有、つまり患者さんによる診療記録の閲覧が可能となりました。こうした取り組みの進行状況は患者参加型医療推進委員会においてその都度報告され、さらなる改善、展開を目指して外部委員の方々を中心にアドバイスをいただいています。また、傍聴に訪れた報道陣を通じて、その活動は広く社会に公表され、多くの関心を集めています。

　診療記録の共有（閲覧）のためのシステムの利便性向上は病院内において継続的に取り組むべき案件ですが、この取り組みの最大の目的は患者参加型医療の推進であり、受診者、受療者のみなさんに関心をもっていただかなくては意味がありません。現在は入院する患者さんに渡される案内文書にパンフレットを挟んだり、病棟にポスターを張り出したりといった方法で周知を

図っています。

　私たちは機器的な利便性向上だけでなく、ソフト面での有用性向上も模索しているのですが、そうしたなかで、さまざまな医療機関から紹介を受け、群馬大学医学部附属病院での診療が一段落した時点で紹介元の、あるいは他の医療機関への転院など診療連携を行う際に、群馬大学医学部附属病院内だけの診療記録の共有では限界があることもわかってきています。国民がどの医療機関を利用しても、ほぼ同様に診療記録を医療提供側と共有できるようにするためには、全国的な推進活動へと進む必要があると考えています。

## まとめ ▶▶▶

▶ **1.** 私たちは、診療の閉鎖性を排除することで患者さんの視点に立った医療が実践できると考えています。

▶ **2.** 直接のきっかけは、2014 年に診療体制の不備がさまざまな形で指摘されたこと、そうした不備を国内の平均的なレベルで改善するのではなく、世界標準、あるいはそれ以上のレベルで改変するべきと職員の多くが感じたことによります。

▶ **3.** 診療記録の共有（閲覧）を実現するためには、さまざまな理論的、技術的問題があります。また職員への診療録記載のあるべき姿の教育、記載上の諸注意の周知徹底なども必要です。

▶ **4.** 群馬大学医学部附属病院内だけの試みでは限界があり、全国的な推進活動へと進む必要があります。

■文献

1）群馬大学医学部附属病院 医療事故調査委員会報告書. https://www.gunma-u.ac.jp/wp-content/uploads/2015/08/H280730jikocho-saishu-a.pdf

〈斎藤　繁〉

# 4 診療記録とはなにか

## • 法的な位置づけ

　診療を行ったとき、なんらかの記録が必要であることに異を唱える人はいないでしょう。しかしどのような内容をどの程度記録すべきかについては、さまざまな考え方がありえます。

　医師法には次のように書かれています。

---

　第二十四条　医師は、診療をしたときは、遅滞なく診療に関する事項を診療録に記載しなければならない。

2　前項の診療録であつて、病院又は診療所に勤務する医師のした診療に関するものは、その病院又は診療所の管理者において、その他の診療に関するものは、その医師において、五年間これを保存しなければならない。

---

　診療録の言葉はみられますが、その内容は「診療に関する事項」とあるのみです。医師法施行規則にはその内容について以下のようにあります。

---

　第二十三条　診療録の記載事項は、左の通りである。
　　一　診療を受けた者の住所、氏名、性別及び年齢
　　二　病名及び主要症状
　　三　治療方法（処方及び処置）
　　四　診療の年月日

---

　極めて簡潔に定められているのみで、検査所見などが含まれているのかどうか、この条文だけではよくわかりません。

JCOPY 498-14834

医療法には診療録についての定めはないのですが、以下のような条文があります。

---

第六条の四　病院又は診療所の管理者は、患者を入院させたときは、厚生労働省令で定めるところにより、当該患者の診療を担当する医師又は歯科医師により、次に掲げる事項を記載した書面の作成並びに当該患者又はその家族への交付及びその適切な説明が行われるようにしなければならない。ただし、患者が短期間で退院することが見込まれる場合その他の厚生労働省令で定める場合は、この限りでない。

一　患者の氏名、生年月日及び性別
二　当該患者の診療を主として担当する医師又は歯科医師の氏名
三　入院の原因となつた傷病名及び主要な症状
四　入院中に行われる検査、手術、投薬その他の治療（入院中の看護及び栄養管理を含む。）に関する計画
五　その他厚生労働省令で定める事項

---

これは一般に「入院療養計画書」として患者さんにお渡しするものについての規定とされています。

本邦における診療はそのほとんどが保険診療ですので、保険療養の規則についても確認する必要があります。

健康保険法には次のような記載があります。

---

第六十条　厚生労働大臣は、保険給付を行うにつき必要があると認めるときは、医師、歯科医師、薬剤師若しくは手当を行った者又はこれを使用する者に対し、その行った診療、薬剤の支給又は手当に関し、報告若しくは診療録、帳簿書類その他の物件の提示を命じ、又は当該職員に質問させることができる。

---

この法律のなかでは診療録ということばが使われていますが、ダイレクトに定義されてはいません。ここでは、厚生労働大臣は必要であれば診療録、帳簿書類その他の物件を調査しますということをいっています。つまりは保

険請求・給付の根拠となる内容はすべて診療録、帳簿書類その他の物件に記載されていることになっています。こうなると記録すべき分量はずいぶんと増えることになりますし、帳簿書類その他の物件とは検査所見などを含むのでしょう。

　保険医療機関及び保健医療養担当規則は、保険実務上大変重要なものですが、以下のようにあります。

-----

（診療録の記載及び整備）

第八条　保険医療機関は、第二十二条の規定による診療録に療養の給付の担当に関し必要な事項を記載し、これを他の診療録と区別して整備しなければならない。

（帳簿等の保存）

第九条　保険医療機関は、療養の給付の担当に関する帳簿及び書類その他の記録をその完結の日から三年間保存しなければならない。ただし、患者の診療録にあつては、その完結の日から五年間とする。

（診療録の記載）

第二十二条　保険医は、患者の診療を行つた場合には、遅滞なく、様式第一号又はこれに準ずる様式の診療録に、当該診療に関し必要な事項を記載しなければならない。

-----

　ここには診療録に記録されるべき事柄は、「当該診療に関し必要な事項」とあるのみですが、第二十二条にある「様式第一号」は規定されており、紙カルテの時代の表紙として見た記憶のある方も多いかと思います（以下のリンクで見ることができます: https://www.mhlw.go.jp/web/t_doc?dataId=84035000&dataType=0&pageNo=1）。その内容は、医師法施行規則の内容＋αといったところです。

　以上の規定は行政上のものともいうべきものですが、法律を見るだけでは診療記録の定義、言い換えればその範囲はあいまいです。医師が記述する部分のみが診療記録なのでしょうか。看護記録は診療記録の一部なのでしょうか。検査結果、画像診断報告書、病理診断報告書は診療記録なのでしょうか。

　私たちがいまやろうとしていることは、患者参加型医療の一つの形態とし

ての診療記録の共有（積極的開示）です。したがって、その考え方、立ち位置に基づく考え方があってしかるべきです。

## ・診療情報の提供等に関する指針

厚生労働省の診療情報の提供等に関する指針（2003 年 9 月 12 日）[1]には、開示されるべきものという立場から診療情報と診療記録が定義されています。

--------------------------------------------------

2　定義
○「診療情報」とは、診療の過程で、患者の身体状況、病状、治療等について、医療従事者が知り得た情報をいう。
○「診療記録」とは、診療録、処方せん、手術記録、看護記録、検査所見記録、エックス線写真、紹介状、退院した患者に係る入院期間中の診療経過の要約その他の診療の過程で患者の身体状況、病状、治療等について作成、記録又は保存された書類、画像等の記録をいう。

--------------------------------------------------

ここでは、医師が記載するいわゆる診療録のみならず、看護記録や検査結果、画像診断報告書、病理診断報告書などを診療記録と明確に定義しています。

患者参加型医療の一つの形態としての診療記録の共有（積極的開示）でも、いわゆる診療録だけでなく、診療記録全体を対象とすべきでしょう。ただし、ここに含まれている紹介状を開示の対象とすべきかどうかには議論があります。このあたりの事情は第 5 章で説明します。

この指針では、続いてこれらを開示するとはどういうことかということも明確に定義されています。

--------------------------------------------------

○「診療情報の提供」とは、① 口頭による説明、② 説明文書の交付、③ 診療記録の開示等具体的な状況に即した適切な方法により、患者等に対して診療情報を提供することをいう。
○「診療記録の開示」とは、患者等の求めに応じ、診療記録を閲覧に供すること又は診療記録の写しを交付することをいう。

--------------------------------------------------

　口頭による説明は当然のことですし、説明文書の交付などもすでにほとんどの多くの医療機関で行われていることです。しかしここでいうところの「診療記録の開示」は、いわゆる「開示請求による開示」が想定されていると思われます。「写しを交付する」と同時に、「閲覧に供する」とも書かれてはいますが、電子カルテをさあどうぞご自由にご覧ください、という病院はあまりないのではないでしょうか。

　患者参加型医療の一つの形態としての診療記録の共有（積極的開示）は、これよりもさらに踏み込んだ試みです。次章で詳しく検討します。

---

### まとめ ▶▶▶

▶ **1**. 厚生労働省の「診療情報の提供等に関する指針」では、開示されるべきなのは診療録のみではなく、その他の診療に関係するさまざまな情報を含んだ診療記録です。

▶ **2**. 患者参加型医療の一つの形態としての診療記録の共有（積極的開示）は、これよりもさらに踏み込んだ試みです。

---

■文献

1）厚生労働省. 診療情報の提供等に関する指針. https://www.mhlw.go.jp/web/t_doc?dataId=00tb3403&dataType=1&pageNo=1

〈対馬義人　小松康宏〉

JCOPY 498-14834

# 5 | 診療記録の共有（積極的開示）の 目的・正当性・問題点

　患者さんが、自身が受ける医療について説明を受ける権利を有するのは当然で、患者さんはそれに基づいて十分な理解のうえで同意します。医療従事者が、患者さんが理解できるように努めなければならないのもまた当然といえるでしょう。

　医療法には以下のような条文があります。

---

　第一条の四　医師、歯科医師、薬剤師、看護師その他の医療の担い手は、第一条の二に規定する理念に基づき、医療を受ける者に対し、良質かつ適切な医療を行うよう努めなければならない。

2　医師、歯科医師、薬剤師、看護師その他の医療の担い手は、医療を提供するに当たり、適切な説明を行い、医療を受ける者の理解を得るよう努めなければならない。

---

　医療従事者は「良質かつ適切な医療を行う」だけでは足りず、「適切な説明を行い、医療を受ける者の理解を得るよう努め」る義務があります。ちなみに、このような義務を負うのは、医師・歯科医師のみでなく、その他すべての「医療の担い手」を含んでることに注意すべきです。

　診療記録の共有（積極的開示）とは、「患者自身の医療に、患者自身が参加する」という意味における患者参加型医療の根幹をなすもので、いわゆる「説明と同意（インフォームド・コンセント）」という考え方からさらに一歩踏み出したものです。もちろん従来行われてきたいわゆる診療記録の開示請求によるものとは、その目的も方法も全く異なります。

## ・診療（記）録作成・保存・開示の法的義務

　法的な内容について論議することが本書の主な目的ではありませんが、あらかじめ検討しておく必要があるでしょう。

　行政上の診療録記載と保存の義務は、第4章で説明したように医師法第二十四条に規定されています。しかし個別の患者さんについてこれらを開示する義務があるかどうかについては明確でなく、多くの論議があったようです。

　ところが2005年に個人情報の保護に関する法律が施行され、その後何度かの改正を経て、現在は第三十三条に個人情報の開示について定められています。これによって事実上、診療記録についても患者さんへの開示が義務づけられたことになります。

----

個人情報の保護に関する法律　〔2023年4月1日施行（未施行）〕

第三十三条　本人は、個人情報取扱事業者に対し、当該本人が識別される保有個人データの電磁的記録の提供による方法その他の個人情報保護委員会規則で定める方法による開示を請求することができる。

2　個人情報取扱事業者は、前項の規定による請求を受けたときは、本人に対し、同項の規定により当該本人が請求した方法（当該方法による開示に多額の費用を要する場合その他の当該方法による開示が困難である場合にあっては、書面の交付による方法）により、遅滞なく、当該保有個人データを開示しなければならない。ただし、開示することにより次の各号のいずれかに該当する場合は、その全部又は一部を開示しないことができる。

　一　本人又は第三者の生命、身体、財産その他の権利利益を害するおそれがある場合

　二　当該個人情報取扱事業者の業務の適正な実施に著しい支障を及ぼすおそれがある場合

　三　他の法令に違反することとなる場合

3　（略）

4　（略）

----

## ● 診療記録の開示請求による開示

現在では大半の医療機関が診療記録の開示請求による開示を行っていると思われます。開示請求を行うことによって患者さん自身が診療記録を閲覧することが可能なわけです。診療記録の開示請求がどのように行われるべきかについては厚生労働省の診療情報の提供等に関する指針（2003年9月12日)[1]によって示されていることはすでに第4章で示しましたが、この指針では、診療記録を、「**診療録、処方せん、手術記録、看護記録、検査所見記録、エックス線写真、紹介状、退院した患者に係る入院期間中の診療経過の要約その他の診療の過程で患者の身体状況、病状、治療等について作成、記録又は保存された書類、画像等の記録をいう**」と定義しており、これらすべてが開示の対象ということです。

また、開示に関する原則が明確に記載されています。

---

**診療情報の提供等に関する指針（2003年9月12日）**

7　診療記録の開示

（1）診療記録の開示に関する原則

○医療従事者等は、患者等が患者の診療記録の開示を求めた場合には、原則としてこれに応じなければならない。

○診療記録の開示の際、患者等が補足的な説明を求めたときは、医療従事者等は、できる限り速やかにこれに応じなければならない。この場合にあっては、担当の医師等が説明を行うことが望ましい。

（2）略

（3）略

（4）略

---

診療記録の開示に対し原則としてこれに応じなければならない、と明確に述べています。さらに開示のタイミングについて、「できる限り速やかに」とも記されています。個人情報の保護に関する法律ではこれを「遅滞なく」としています。患者さんの側からみれば、当然のことのように思われます。

医療・介護関係事業者における個人情報の適切な取扱いのためのガイダン

ス（2017 年 4 月 14 日付け個情第 534 号・医政発 0414 第 6 号・薬生発 0414 第 1 号・老発 0414 第 1 号個人情報保護委員会事務局長・厚生労働省医政局長・医薬・生活衛生局長・老健局長通知別添）には次のような記載があります。

---

「医療分野については、すでに「診療情報の提供等に関する指針」が定められている。これは、インフォームド・コンセントの理念等を踏まえ、医療従事者等が診療情報を積極的に提供することにより、医療従事者と患者等とのより良い信頼関係を構築することを目的としており、この目的のため、患者等からの求めにより個人情報である診療情報を開示する場合は、同指針の内容に従うものとする。」

---

医療従事者等が診療情報を積極的に提供することによって、医療従事者と患者等とのより良い信頼関係を構築することを目的としている旨、明確に述べられています。

実際には、診療が終了した後、あるいは不幸にして患者さんが亡くなった後に、患者さん本人あるいはその家族などが診療記録のコピーなどを病院側に請求するという例が多いようです。請求の動機（目的）は、保険金請求などで必要となることもあるようですが、多くの場合、診療内容に納得できないとか、なにか医療ミスがあったのではないかとか、あるいはすでに訴訟を考えている場合など、私たち医療従事者からみれば愉快でない理由が多いかもしれません。いずれにせよ、診療記録の開示請求に基づく開示であって、後方視的なものということになります。とってもよい医療を受けられたので記念に、なんて患者さんはいないでしょうね、たぶん。

## ● 診療記録の共有（積極的開示）の目的

診療記録の共有（積極的開示）の目的は、医療従事者が診療情報を当該患者さんに積極的に提供することにより、① 患者さんが疾病と診療の内容を十分に理解し、② 医療の担い手である医療従事者と医療を受ける患者さんとが共同して疾病を克服し、③ 医療従事者と患者さんやその家族などとのより良い信頼関係を築くこと、にあります。

JCOPY 498-14834

これらの目的は、診療記録の開示請求による開示とは全く異なるものです
し、双方の利益にかなうポジティブなものなのです（私たちはそう信じてい
ます）。特により良い信頼関係を築くこと、という点を強調しておきたいと思
います。同時に開示がリアルタイムである必要があることも自明です。

　患者参加型医療の究極の理想形は、患者さん自身が医療チームの一員となる
ことです。チーム医療の考え方は昨今だいぶ浸透してきました。しかしあ
くまでさまざまな専門知識・資格をもつ医療の専門家がチームを作るという
考え方です。なんら医療に関する専門知識をもたない患者さんがチームの一
員となるなどということが可能なのでしょうか。このあたりの議論は発展途
上のように思いますし、詳細は他に譲ることにしますが[2)]、私たちが目指し
ている診療記録の共有（積極的開示）がそのための第一歩であることは目的
をみていただければご理解いただけると思います。

　繰り返しますが、その目的を達成するために、開示がリアルタイムである
ことは重要なポイントです。これは、日常診療の合間に自らの診療記録を、
基本的に制限なく閲覧可能とすることを意味しています。診療が終了した時
点で後ろを振り返るように、後方視的に閲覧するということではなく、リア
ルタイムに患者さんが自らの医療の経過を確認でき、必要があれば適宜質問
したり、意見を表明したりできるということです。医療チームの一員なので
すから、すべての情報に、つまり厚生労働省の診療情報の提供等に関する指
針に示された内容と基本的には同一の内容に対して、リアルタイムにアクセ
スできて当然ということになります。

　閲覧（共有）可能な内容が、基本的には同一の内容と言わざるを得ないの
には2つの理由があります。それは、① 患者さんがその疾病の当事者であ
る、ということと、② 他院からの紹介状は当該医療機関が作成したものでは
ない、という2つの事情によるものです。① については第7章で論議しま
す。

　② の他院からの紹介状（他の医療機関が作成した文書）を開示すべきかど
うかには論議があり、群馬大学医学部附属病院では結果的に開示対象から外
さざるを得ない状況にあります。つまり、いただいた紹介状は当該医療機関
が作成したものではないので、開示するのであればその紹介状を発行した医
療機関あるいは担当医の同意が必要であるとの主張があるためです。群馬大

学医学部附属病院では現在のところ、内部規定によって開示請求による開示であっても他院からの紹介状は開示していません。実際のところ紹介元となる医療機関や担当医からは開示に対して強い反発があるのが実情です。開示するのなら二度と患者を紹介しないという先生もおられます。

厚生労働省の診療情報の提供等に関する指針において開示すべきとされている紹介状とは、他院からのものも当院が発行するものも双方を含んでいると解されます。群馬大学医学部附属病院では当院の発行する紹介状のみ開示の対象としています。この問題についてはさらなる論議と医療界のコンセンサスが必要でしょう。

## • 診療記録の共有（積極的開示）の正当性

私たち医療従事者は、診療録や看護記録といった診療記録の記載にあたって、それらを患者さんと共有したり開示することを前提に記載してきたわけではありません。この習慣はおそらく明治以来（あるいはそれ以前から）脈々と当然のごとく行われてきた習慣ともいうべきものであって、誰も疑問に思わなかったのではないでしょうか。従来の診療記録の開示請求による開示は、患者さんやその家族がすでに行われた医療行為に対してなんらかの事故があったなどの疑問がある場合などになされる極めて例外的なものであって、診療記録は本来は患者さん側に開示されるべきものではなく、病院の内部文書、あるいは医療従事者の個人的なメモ書きあるいは備忘録であるとすら考えられてきたと思われます。しかし患者参加型医療という考え方をもち出すまでもなく、法的には患者さんの個人情報であることは前述しました。

医療の目的が患者さんの疾病の治療にあるというのであれば、その目的を適切に果たしている限り、その内容の詳細について説明する必要はないし、説明したとしても医学的知識のない患者さんには理解できないのだから不要であるとの主張は一見正当性があるように感じられます。いわゆるパターナリズムです。しかし医療の内容がブラックボックスとなってしまい、自己決定権を冒されることに対する不満から、いわゆる説明と同意が求められるようになったことを思い出す必要があります。

よくよく考えてみてください。そもそも医療行為の主体は誰であって、主

人公は誰なのか、誰の利益のために行われているのか。もちろん医療は患者さん自身のために施されるのであって、病院や医療従事者の金銭的利益のために行われるものではありません。ましてや医師の功名心などによってなされてはならないし、大学病院の患者さんは医師の実績づくりや研究の対象となるべく来院するのではなく、自らの疾病に対する適切な医療を受ける目的で来院するのです。診療記録はそのために利用される、患者さん本人の身体・精神の健康のための情報であり、極めて個別的な究極の個人情報なのです。

　したがって、患者さん自身の医療情報は患者さん自身が知りうるべきものです。なんらの理由もなく病院側が秘匿する正当性はどこにも見出すことはできません。個人情報の開示が法的な基本原則であることについては、個人情報の保護に関する法律に記載があるわけですが、そのような法律を持ち出すまでもなく、インフォームド・コンセント（IC）の考え方に準ずれば、患者さん自身がすべてを知っているべきとすら言えるかもしれません。ただし、知りたくない（知らないでいる）権利もあるとの主張もあります。この問題について詳細に論ずることは本書の範囲を超えると思いますで、今後の論議を待ちたいと思います。

　みなさんが患者になったとしたら、自らが受ける診療行為がブラックボックスであってもなにも感じないでしょうか。インフォームド・コンセント（IC）などでの説明文書は医療行為の主要部分を説明したものとはいえ、状況は時間とともにどんどん変化していきます。入院中に何度かの同意書取得があったとしても、それがすべての医療行為に対する同意を代表しているわけではありませんし、経過中には何度も繰り返し臨床像や検査結果などは変化し、それに応じて医療従事者による考察があり、そして決断・決定があるはずです。状況変化に応じた細かな判断が頻繁になされているのであって、その大半は医療従事者によって裁量的になされています。それらのすべてについて、患者さんに対する詳細な説明と同意取得が可能であるはずもありませんから、患者さんの医療的利益に客観的に重大な影響を及ぼしうる決定についてのみ説明と同意という手続きが求められていると解するのが自然でしょう。

　しかし、患者さん自身が医療チームの一員として参加するのであれば、診

療記録をリアルタイムに共有(閲覧)可能であることは当然必要となります。患者さんの医療的利益に客観的に重大な影響を及ぼしうる決定ではなくても、そのように医療従事者が考えなくても、あるいは患者さんにとっては知っておきたいと思うことがあったとしても不思議ではありません。その内容についてなにか疑問や質問があるのであれば、尋ねていただければよいのですし、医療従事者はそのような疑問や質問に対して説明する義務があります。

　また、インフォームド・コンセント（IC）にも落とし穴があります。ある研究によれば、説明を聞き、同意文書に署名した後でも、18〜45％の患者さんは手術の主な危険がなんであったか思い出せないのだそうです[3]。説明と同意という一見完璧な手続きによってですら双方のコミュニケーションは不十分ということです。重篤な医療事故の3大根本原因は、① ヒューマン・ファクター、② リーダーシップ、③ コミュニケーションエラー（対患者、スタッフ間）という報告もあり、医療におけるコミュニケーションの重要性は強調してもしすぎることはありません[4]。

　診療記録のリアルタイムの共有（閲覧）は、患者さんの理解を深め、治療方法決定をより容易にするでしょう。包み隠さずすべてを明らかにしようということでもあり、両者の信頼関係を強めるために有益であることが期待されます。コミュニケーションエラーを防止する効果は、医療事故発生防止のためにも有益であり、医療の質と安全を高めることとなります。

　以上のような内容が、患者さん自身が医療行為のすべてを理解するべきであるということを意味しないことに注意してください。医療従事者であったとしても職種によって理解の範囲は異なりますし、医師ですら異なる診療科の診療内容を完璧に理解することはしばしば困難です。患者さんには可能な範囲で参加していただき、可能な限り理解していただければよいのです。疑問があれば説明し、話し合い、何一つ隠し事をしないということを明確にしてこそ、より良い信頼関係を築くことが可能となるのではないでしょうか。

　もう一つ、医療の不確実性ということに言及しておきたいと思います。患者さんは一般に、正しい医療行為が行われれば必ず求める結果が得られるはずであると考えがちです。しかし医療従事者はそうではないことをよく知っています。この両者のギャップは時にトラブルの原因となります。例えば、

JCOPY 498-14834

どれだけ早期のがんであっても、治癒率あるいは生存率が100％ということはありえません。どのような外科手術でも、正しい行為を行えば成功率は100％である、なんてことはありません。さらに、臨床現場では完全な情報を得られることすら例外的です。医療の現場では、不完全な情報で最善と思われる判断が求められることがほとんどです。結果は常に確率的であり不確実性に満ちているのです。

　また臨床医学では、知識というよりも直感ともいうべきものが必要です。この「直感的にわかる」ということについてわかりやすく説明することはなかなか困難ですが、純粋な統計的な知識というよりも、常識ともいうべきものです。このようなことは医学の教科書には記載されていませんし、もちろん常に正しい結果を導くわけでもありませんが、臨床医学における経験がそのような常識や直感を育てるのでしょう。

　このような臨床医学の事情を、もっと広く一般の方々に知っていただく必要があります。診療記録をリアルタイムで共有していただくことによって、多くの患者さんにとってそのような事情が徐々にわかっていただけるようになるのではないかと、淡い期待をもっていますし、長い目でみれば社会全体の利益になるのではないかと考えています[5]。

　さて、ともかく私たちはさまざまな論議を経て、患者さん本人に対してすべてを開示することによって情報を共有することは、より良い信頼関係を築くために必ずや有益であろうと信ずるに至りました。すべての医療従事者は、診療情報を隠しておく、あるいはあえて見せようとはしない、そのような態度を改める時期に来ているのではないでしょうか。診療記録の共有（積極的開示）の必要性は、先般の群馬大学医学部附属病院における腹腔鏡による医療事故に対する外部委員による事故調査、さらにそれを根拠とした群馬大学に対する数々の提言のなかの一つに挙げられていたものです。主要部分は付録として掲載しました。全文は群馬大学のホームページに公開されていますので、ぜひとも読んでみていただきたいと思います。多くの読者の方々が私たちと同じような結論に至るのではないかと思います。

## 診療記録の共有（積極的開示）の実際的な問題点

　それでは、検査結果などはともかく、従来私たちが記載してきた診療録や看護記録などを、そのまま患者さんにリアルタイムでお見せして、本当により良い信頼関係を築くことが可能でしょうか。甚だ疑問であると感じられる医療従事者の方も多いのではないでしょうか。群馬大学医学部附属病院でも当初は否定的な意見が少なくありませんでした。

　疑問であると感じられるのは、開示することを前提に記載してきたわけではないから、言い換えれば本来あるべき姿で診療録などが記載されていないからに他ならないと私たちは考えています。

　それでは診療録などの本来あるべき姿とはどのような姿でしょうか。診療録の書き方を解説した成書はあまたありますし、学生時代に当然教育されています。看護記録などについても同様です。しかしそれらは医学という学問の立場から考えられたものであって、開示を前提に、あるいは患者さんとの情報共有を基礎に考えられたものではありません。医師法と医療法には診療録の記載についての簡単な定めがありますし、保険診療における請求の根拠が診療記録にあることは前述しました。しかし、より良い信頼関係を築くための診療記録の共有（積極的開示）という立場から考える場合には、そのような医学部における教育や法律の定める内容だけでは不十分なのです。

## 診療記録の共有（積極的開示）を前提とした診療録、看護記録の記載

　第6〜8章では、診療記録の共有（積極的開示）を前提として、診療記録の記録、特に診療録と看護記録の記載の実際等について検討し、指針を示すべく試みます。具体的には、

①記載の方法や表現についてあるべき姿を示す（第6章）。

②記載しなければならないが、日常診療のなかで患者さんに安易に開示すべきではない事項（配慮情報）について整理し、その方法と指針を示す（第7章）。

③一部をハードコピーとして患者さんやその家族などに渡す場合の配慮

JCOPY 498-14834

を示す（第 8 章）、
といったことです。これらはすべて群馬大学患者参加型推進 WG 内での熱心な論議の結果としてまとめられたものです。さらに診療記録の共有（積極的開示）の実際について第 9 章に解説を加えました。

## ● 診療記録の共有（積極的開示）は本当に可能なのでしょうか

　読者のみなさんは、診療記録を患者さんにリアルタイムでみていただくなどということが本当に可能であるとお考えでしょうか。たしかに理念としては間違っていないとしても、そのような試みは非現実的、あまりに楽観的であるとすら感じるかもしれません。

　がんの告知を考えてみてください。かつて多くの、いやすべての医療従事者は、患者さん本人に「がんである」とは決して言ってはいけないと教育されてきましたし、「がんについての説明と同意」は、それがもし行われていたとすれば、患者さん自身ではなく患者さんの家族に対して行われるのが通例でした。その理由は、患者さん自身を落胆させてはいけない、希望を奪ってはいけない、などと説明されていました。そして完璧なまでに、そのように「実行されていた」のではないでしょうか、誰もがなんらの疑問を抱くことなく、当然のように。

　しかし、一部の先進的な医療従事者はそこに欺瞞を感じとり、そして徐々に、極めて注意深く、患者さん本人に対するがんの告知の試みを開始しました。私たちの多くはそのような経過の実際を実体験として知りませんが、おそらくは人道的な立場から確固とした信念をもって始められたのでしょう。

　欧米とは宗教観も異なる日本文化のなかでは、「告知しない」という考え方は決して誤りとはいえなかったのではないかとも思います。しかし、患者さん本人に対して真実を話さない、うそをつくことに対し疑問を感じ始めた医療従事者が、圧倒的少数派ではあったけれども存在したことは幸いでした。がんが時に治癒するあるいはかつてより長生きできるようになったという医学の進歩や、人権に対する意識の高まりなどの後押しがあったということもあるでしょう。

　注意深く始められたとはいえ、がんの告知がなされたことによって、どう

しようもなく落胆してしまったり、希望を奪われたと感じた患者さんも多くいたことでしょう。自らの命を絶った患者さんもあったようです。

しかし多くの試行錯誤の結果、現在ではわが国でもがんの告知は常識となりました。告知の方法についても多くの試行錯誤や研究があったようです。現在では例外的に告知しない場合があるにすぎません。

その結果、患者さんは不幸になったでしょうか。多くの異論はあると思いますが、総じて自らの人生の時間をより有効に利用できるようになった患者さんも少なくなかったのではないでしょうか。

医療従事者の負担は増加したでしょうか。説明と同意のための時間は増加したかもしれませんが、精神的な重圧やうしろめたさからはずいぶんと開放されたかもしれません。

私たちは、診療情報の共有（積極的開示）は同じような経緯をとるだろうと考えています。

医学は学であると同時に術でもあります。患者さんは医療従事者が相互に敬意をもって対話する気があるかどうかによって、医療従事者を評価するでしょう。

**まとめ ▶▶▶**

▶ **1.**「個人情報の保護に関する法律」の定めによって、診療記録の患者さんへの開示は法的な義務と位置づけられます。現在多くの医療機関で行われているのは、診療記録の開示請求に基づく後方視的な開示と考えられます。

▶ **2.** 診療記録の共有（積極的開示）の目的は、医療従事者が診療情報を患者さんに積極的に提供することにより、① 患者さんが疾病と診療の内容を十分に理解し、② 医療の担い手である医療従事者と医療を受ける患者さんとが共同して疾病を克服し、③ 医療従事者と患者さんやその家族などとのより良い信頼関係を築くこと、にあります。

▶ **3**. これらの目的は、診療記録の開示請求による後方視的な開示とは全く異なります。開示がリアルタイムであることは重要なポイントです。

▶ **4**. 診療記録は、極めて個別的な究極の個人情報です。患者さんはすべてを知っているべきとすら言えるでしょう。

▶ **5**. 診療録、看護記録の記載は、診療記録の共有（積極的開示）を前提とすべきです。

▶ **6**. 医学は学であると同時に術でもあります。患者さんは医療従事者が相互に敬意をもって対話する気があるかどうかによって、医療従事者を評価するでしょう。

■文献

1) 厚生労働省. 診療情報の提供等に関する指針. https://www.mhlw.go.jp/web/t_doc?dataId=00tb3403&dataType=1&pageNo=1
2) 小松康宏. 患者参加型医療が医療の在り方を変える— 21 世紀異常のパラダイムシフト—. 国民生活研究. 2019; 59: 56-80.
3) Saw KC, Wood AM, Murphy K, et al. Informed consent: an evaluation of patients' understanding and opinion (with respect to the operation of transurethral resection of prostate). J R Soc Med. 1994; 87: 143-4.
4) https://www.jointcommission.org/assets/1/23/jconline_April_29_15.pdf
5) シッダールタ・ムカジー, 著. 野中大輔, 訳. 不確かな医学. 朝日出版社; 2018.

〈対馬義人〉

# 6 診療録や看護記録のあるべき姿

　診療録は、すべて患者さんの利益のために記載されるものです。それは決して医療従事者の私的な記録やメモといった性格のものではありません。それらは究極の個人情報ですから、法的な保存義務は医療機関にあるものの、基本的には患者さん本人がそれらに対する一義的権利を有します。記載すべきことについてはすでに多くの成書で解説されています。そのようなことについてここで改めて論議する必要はないでしょう。

　必要とされる情報が正確に記録されているというだけでは十分ではありません。日常診療のなかで、患者さんやその家族に開示されることを念頭に置けば、適切な書き方・表現というものがおのずからあるではないでしょうか。患者さんやその家族が閲覧し、不愉快と感じられる記載を発見すれば、かえって医療関係者との信頼関係が壊れてしまうかもしれません。それでは元も子もないのです。一定の専門知識をもつ医療従事者にしか理解できない記載も多いでしょう。しかし診療録を患者さんと共有するというのであれば、すべてにおいて可能ではないにしても、できる限り患者さんやその家族にも理解できるように工夫されてしかるべきです。

　群馬大学患者参加型推進 WG では、患者さんに不愉快ととられかねない記載を排除することがまず重要と考えました。メンバーが見聞きした不適切な記載についてその例を収集し、それぞれ検討することによって、問題点を整理してきました。その結果、「何をどのように記載すべきか」という観点よりも、「何を書いてはいけないのか」、「どのような表現が不適切なのか」という観点から整理したほうが理解しやすいとの結論に至りました。

　診療録や看護記録に書いてはいけない事項を 表1 のようにまとめました。

　精神科や小児科においては特殊な事情があり、別個に検討することにしました。

JCOPY 498-14834

## 表1 診療録や看護記録などに記載してはいけない事項

(1) 患者さんのプライバシーに関係していて、しかも医療に不必要な事項
(2) 患者さんに対する個人的な感情・批判的内容
(3) 他の医療従事者についての個人的感情・トラブル・非難中傷
(4) 前医の医療についての無用なコメント
(5) 医療に不必要な記載（医療従事者の学習内容など）
(6) 無用な誤解を患者さんあるいは第三者に与えかねない記載

　ただ、このように列挙してみたところで、実感としてなかなかわかりにくいでしょう。以下に 表1 の分類に基づいて、事例を示しつつ解説することにします。ただしここでの記載は例にすぎず、実際にはさまざまな状況に応じて個別に判断すべきであることは当然です。

　具体的に検討してみると、表1 の (1)〜(5) に相当するような内容は同時に (6) に相当することがわかります。つまり、その記載を見た患者さん本人にとっては不愉快に感じられ、より良い信頼関係を築くために有益とは思われません。記載の必要がある医療に関する内容であるのであれば、患者さんに不快感を与えないような適切な表現に改めるべきなのです。

　また、患者さんやその家族などに配慮するあまり、あるいは本章の記載に忠実であろうとするあまり、記載が不明確になったり、必要な内容が記載されていなかったりといったことにならないように、十分注意が必要です。

　次頁から WG が作成し、小冊子「患者さんとの信頼関係醸成のための診療記録の積極的開示」として職員に配布した実例集をほぼそのまま掲載します。参考にしてください。

診療録や看護記録の記載方法や表現についてあるべき姿

1-1. 診療録、看護記録、検査記録、そのほか診療に関係するすべての情報は、患者さんの利益のために記録される。医師法、医療法、保険診療に関する法律によってその法的位置づけが定められている。

1-2. これらは決して医療従事者の私的な記録やメモといった性格のものではない。それらの保存義務は医療機関にあるものの、基本的には患者さん本人がそれらに対する一義的権利を有する。

1-3. それら原則に基づいて、記録すべきこと、記載すべきことについてはすでに指針が示されているし、法的義務といった点について論議することがこの小冊子の目的ではない。

2-1. 診療記録は、必要とされる情報が正確に記録されていることは当然であるが、それだけでその目的が達成されるわけではない。日常診療のなかで、患者さんやその家族に開示されることを念頭に置けば、適切な書き方・表現というものがおのずからあるであろう。診療録等を患者さんやその家族が閲覧することによって、医療関係者と患者さんやその家族相互の信頼関係が壊れてしまっては、元も子もないのである。

2-2. 一定の知識をもつ医療従事者にしか理解できない記録も多いと思われるが、診療記録が患者さんの利益のために存在するものであることを鑑みれば、すべてにおいて可能ではないにしても、できる限り患者さんやその家族に理解できるように工夫されてしかるべきであるという点にも注意したい。

2-3. 精神科・小児科においては事情が異なり、この小冊子の守備範囲を超える部分が少なくないと考えられるので、別個に検討すべきである。

3-1. 当 WG では、メンバーが見聞きした不適切な記載についてその例を収集し、それぞれ検討することによって、問題点を整理してきた。

3-2. その結果、「何をどのように記載すべきか」という観点よりも、「何を書いてはいけないのか」、「どのような表現が不適切なのか」という観点から整理したほうが理解しやすいとの結論に至った。また、

さまざまな団体や出版物からの情報も参考として、診療録に書いて
はいけない事項を 表1 （45 頁に掲載）のようにまとめた。

4-1. 以下に表 1 の分類に基づいて、事例を示しつつ解説する。

　　　[　　　　　　] 不適切と考えられる記載事例

　　　[　　　　　　] 解説

　　　[　　　　　　] 適切と考えられる書き換え例

4-2. ここでの記載は例にすぎず、実際にはさまざまな状況に応じて個別
　　　に判断すべきであることは当然である。

4-3. 患者さんやその家族などに配慮するあまり、あるいはこの小冊子の
　　　記載に忠実であろうとするあまり、記載が不明確になったり、必要
　　　な内容が記載されていなかったりといったことにならないように、
　　　十分注意が必要である。

---

### 事例 1

● 診療録の記載：
　「例の事件で報道されている方です」

● 患者のプライバシーであり、診療になんら関係がない興味本
　位の記載をしない。

 （何も記載しない）

● 報道されていることが、患者の心理状態などに著しい影響を
　与えているなどの事実があれば、具体的に記載する。

 「報道されていることをとても気にかけておられるよう
　です」

診療録に書いてはいけない事項
○ （1）患者のプライバシーに関していて、しかも医療に不必要な事項
　（2）患者に対する個人的な感情・批判的内容
　（3）他の医療従事者についての個人的感情・トラブル・非難中傷
　（4）前医の医療についての無用なコメント
　（5）医療に不必要な記載（医療従事者の学習内容など）
　（6）無用な誤解を患者あるいは第三者に与えかねない記載

**事例2**

● 診療録の記載：
「ヒステリックな患者だ」「暴言あり」「怒りっぽい」

● 患者に対する感情的・批判的内容を記載しない

➡ （何も記載しない）

● 客観的事実（発言そのまま）を記載する
● 必要な場合には、根拠を明確にする

➡ 「 ○○○の説明の際に、大きな声をあげて○○○と怒っており、易怒性があるのかもしれない」

**診療録に書いてはいけない事項**
（1）患者のプライバシーに関していて、しかも医療に不必要な事項
○（2）患者に対する個人的な感情・批判的内容
（3）他の医療従事者についての個人的感情・トラブル・非難中傷
（4）前医の医療についての無用なコメント
（5）医療に不必要な記載（医療従事者の学習内容など）
○（6）無用な誤解を患者あるいは第三者に与えかねない記載

---

**事例3**

● 診療録の記載：
「神経質だ」

● 客観的事実（発言そのまま）を記載する
● 必要な場合には、根拠を明確にする

➡ 「○○○について大変心配しておられるようだ」

● ただし、配慮するあまり、舌っ足らずの記載にならないように注意が必要

**診療録に書いてはいけない事項**
（1）患者のプライバシーに関していて、しかも医療に不必要な事項
○（2）患者に対する個人的な感情・批判的内容
（3）他の医療従事者についての個人的感情・トラブル・非難中傷
（4）前医の医療についての無用なコメント
（5）医療に不必要な記載（医療従事者の学習内容など）
○（6）無用な誤解を患者あるいは第三者に与えかねない記載

JCOPY 498-14834

## 事例4

- 診療録の記載：
  「理解力が悪い」「○○○について自覚していない」

- 客観的事実（発言そのまま）を記載する
- 必要な場合には、根拠を明確にする

 「理解していただいているかどうかはっきりしない」

 「○○○について昨日説明したが、理解されておられないようだ」

 「○○○について繰り返し説明されているはずだが、理解されておられないようだ」

**診療録に書いてはいけない事項**
- （1）患者のプライバシーに関していて、しかも医療に不必要な事項
○ （2）患者に対する個人的な感情・批判的内容
- （3）他の医療従事者についての個人的感情・トラブル・非難中傷
- （4）前医の医療についての無用なコメント
- （5）医療に不必要な記載（医療従事者の学習内容など）
○ （6）無用な誤解を患者あるいは第三者に与えかねない記載

## 事例5

　経過が悪く、医師の説明に患者が激高した。
- 診療録の記載：
  「逆上された」

- 客観的事実（発言そのまま）を記載する
- 必要な場合には、根拠を明確にする

 「○○○という言葉が聞かれた。引き続き丁寧な説明が必要と思われた」

**診療録に書いてはいけない事項**
- （1）患者のプライバシーに関していて、しかも医療に不必要な事項
○ （2）患者に対する個人的な感情・批判的内容
- （3）他の医療従事者についての個人的感情・トラブル・非難中傷
- （4）前医の医療についての無用なコメント
- （5）医療に不必要な記載（医療従事者の学習内容など）
○ （6）無用な誤解を患者あるいは第三者に与えかねない記載

**事例6**

> 救急外来にて、医師の推測として・・・
> ● 診療録の記載：
> 「怠薬による原疾患の悪化である」

● 断定を避ける
● 判断根拠を記載する

 「○○○であるので、怠薬による原疾患の悪化の可能性を考慮する必要がある」

 「服薬を怠っている可能性があるのではないか」

診療録に書いてはいけない事項
（1）患者のプライバシーに関していて、しかも医療に不必要な事項
○（2）患者に対する個人的な感情・批判的内容
（3）他の医療従事者についての個人的感情・トラブル・非難中傷
（4）前医の医療についての無用なコメント
（5）医療に不必要な記載（医療従事者の学習内容など）
○（6）無用な誤解を患者あるいは第三者に与えかねない記載

---

**事例7**

> 内科では化学療法がよいといわれ、外科では手術がよいといわれた。その後のキャンサーボードで化学療法と決定されたと説明されたので、現在化学療法中である。
> ● 診療録（外科）の記載：
> 「手術が最善である。内科の先生はなにか思い違いをしているのではないか？」

● 他の医療従事者に対する批判ととられるような記載をしない

 「私は手術が最善と考えるが、内科は少し意見が違うようだ。キャンサーボードで調整しよう」

診療録に書いてはいけない事項
（1）患者のプライバシーに関していて、しかも医療に不必要な事項
（2）患者に対する個人的な感情・批判的内容
○（3）他の医療従事者についての個人的感情・トラブル・非難中傷
（4）前医の医療についての無用なコメント
（5）医療に不必要な記載（医療従事者の学習内容など）
○（6）無用な誤解を患者あるいは第三者に与えかねない記載

JCOPY 498-14834

## 事例8

　夜中に呼吸困難があり、救急搬送された。救急外来では肺炎疑いということでそのまま入院した。翌日から循環器内科医師が診療した。
● 診療録の記載：
　「この救急の医師はもともと循環器科なのに、心不全の診断もできないのか？！とんでもない医者だ」

---

● 他の医療従事者に対する批判ととられるような記載をしない
● 「後医は名医」

 「肺炎疑いで入院しているが、〇〇〇の所見あり心不全のようだ、心不全と診断するのが適切である」

診療録に書いてはいけない事項
　（1）患者のプライバシーに関していて、しかも医療に不必要な事項
　（2）患者に対する個人的な感情・批判的内容
○（3）他の医療従事者についての個人的感情・トラブル・非難中傷
　（4）前医の医療についての無用なコメント
　（5）医療に不必要な記載（医療従事者の学習内容など）
○（6）無用な誤解を患者あるいは第三者に与えかねない記載

---

## 事例9

　肺炎で入院した。途中で担当医Aから担当医Bに交代したが、すぐに点滴の内容が変更された。
● 診療録の記載：
　「この抗生物質Cは原因菌には無効であるので、抗生物質Dに直ちに変更する！」

---

● 他の医療従事者に対する批判ととられるような記載をしない
● 「後医は名医」

 「担当医Aは〇〇と考えていたが、原因菌はその後特定された。そこで、適切な抗生物質に変更する」

診療録に書いてはいけない事項
　（1）患者のプライバシーに関していて、しかも医療に不必要な事項
　（2）患者に対する個人的な感情・批判的内容
○（3）他の医療従事者についての個人的感情・トラブル・非難中傷
　（4）前医の医療についての無用なコメント
　（5）医療に不必要な記載（医療従事者の学習内容など）
○（6）無用な誤解を患者あるいは第三者に与えかねない記載

**事例１０**

前医より紹介されてきた患者。
● 診療録の記載：
「〇〇先生は××病についてご存知なかったようだ」
「〇〇先生の診断は明らかな誤りと言わざるを得ない」

● 他の医療従事者に対する批判ととられるような記載をしない
● 「後医は名医」

 （記載しない）

 「前医では診断が困難だったようだが、検査の結果、〇〇と診断するのが妥当である」

診療録に書いてはいけない事項
（１）患者のプライバシーに関していて、しかも医療に不必要な事項
（２）患者に対する個人的な感情・批判的内容
（３）他の医療従事者についての個人的感情・トラブル・非難中傷
（４）前医の医療についての無用なコメント
（５）医療に不必要な記載（医療従事者の学習内容など）
（６）無用な誤解を患者あるいは第三者に与えかねない記載

---

**事例１１**

他の医療従事者に対して
● 診療録の記載：
「〇〇〇は感染のリスクがあるので原則禁忌です。指示どおりやってください」

● 他の医療従事者に対する批判ととられるような記載をしない

 「感染のリスクがあるので〇〇〇は原則禁忌です。したがって、×××の処方をお願いします」

診療録に書いてはいけない事項
（１）患者のプライバシーに関していて、しかも医療に不必要な事項
（２）患者に対する個人的な感情・批判的内容
（３）他の医療従事者についての個人的感情・トラブル・非難中傷
（４）前医の医療についての無用なコメント
（５）医療に不必要な記載（医療従事者の学習内容など）
（６）無用な誤解を患者あるいは第三者に与えかねない記載

## 事例１２

● 紹介状の返事に：
「貴重な症例をご紹介いただきありがとうございました」

● 定型文章だが、患者からみたら不愉快

 「ご紹介ありがとうございました」

診療録に書いてはいけない事項
（１）患者のプライバシーに関していて、しかも医療に不必要な事項
（２）患者に対する個人的な感情・批判的内容
（３）他の医療従事者についての個人的感情・トラブル・非難中傷
（４）前医の医療についての無用なコメント
（５）医療に不必要な記載（医療従事者の学習内容など）
（６）無用な誤解を患者あるいは第三者に与えかねない記載

---

## 事例１３

● インフォームド・コンセント（IC）の際の看護記録の記載：
「本人楽観的で少し理解力に乏しい面あり」

● 客観的事実（発言そのまま）を記載する
● 必要な場合には、根拠を明確にする

 「○○○な発言（楽観的と判断した根拠となる言葉）
から、楽観的であると思われた」

診療録に書いてはいけない事項
（１）患者のプライバシーに関していて、しかも医療に不必要な事項
（２）患者に対する個人的な感情・批判的内容
（３）他の医療従事者についての個人的感情・トラブル・非難中傷
（４）前医の医療についての無用なコメント
（５）医療に不必要な記載（医療従事者の学習内容など）
（６）無用な誤解を患者あるいは第三者に与えかねない記載

事例１４

- インフォームド・コンセント（IC）の際の看護記録の記載：「難しくてね、もうまな板の鯉だよ、などと笑顔で返答される。IC内容は理解できているようである」

- 客観的事実（発言そのまま）を記載する
- 必要な場合には、根拠を明確にする

 「難しくてね、もうまな板の鯉だよ、などと笑顔で返答される」

診療録に書いてはいけない事項
（１）患者のプライバシーに関していて、しかも医療に不必要な事項
（２）患者に対する個人的な感情・批判的内容
（３）他の医療従事者についての個人的感情・トラブル・非難中傷
（４）前医の医療についての無用なコメント
（５）医療に不必要な記載（医療従事者の学習内容など）
○（６）無用な誤解を患者あるいは第三者に与えかねない記載

---

事例１５

出産に際して・・・
- 看護記録の記載：
「母親に笑顔が見られない。母性が不足している」

- 客観的事実（発言そのまま）を記載する
- 必要な場合には、根拠を明確にする

 「母親に笑顔が見られなかった。大変そうだった」

診療録に書いてはいけない事項
（１）患者のプライバシーに関していて、しかも医療に不必要な事項
（２）患者に対する個人的な感情・批判的内容
（３）他の医療従事者についての個人的感情・トラブル・非難中傷
（４）前医の医療についての無用なコメント
（５）医療に不必要な記載（医療従事者の学習内容など）
○（６）無用な誤解を患者あるいは第三者に与えかねない記載

JCOPY 498-14834

## 事例16

患者が正当な理由なく医療従事者の指示に従わない
- 診療録の記載：
「この患者は全然指示に従わない」

---

- 客観的事実（発言そのまま）を記載する
- 必要な場合には、根拠を明確にする

 「○○○と繰り返し指導しているが、従わないようだ。引き続き指導していく必要がある」

- 患者教育、患者の自発性を促すという観点から、むしろ断定的に記載すべき場合もあるかもしれない

**診療録に書いてはいけない事項**
- （1）患者のプライバシーに関していて、しかも医療に不必要な事項
- （2）患者に対する個人的な感情・批判的内容
- （3）他の医療従事者についての個人的感情・トラブル・非難中傷
- （4）前医の医療についての無用なコメント
- （5）医療に不必要な記載（医療従事者の学習内容など）
- ○（6）無用な誤解を患者あるいは第三者に与えかねない記載

---

## 事例17

腹を立てている患者に説明した・・・一言だけ記載あり。
- 看護記録の記載：
「納得された」

---

- 客観的事実（発言そのまま）を記載する
- 主語が明確でないと、記載内容が不明確になることある

 「私には患者さんが納得されたように思われた」

**診療録に書いてはいけない事項**
- （1）患者のプライバシーに関していて、しかも医療に不必要な事項
- （2）患者に対する個人的な感情・批判的内容
- （3）他の医療従事者についての個人的感情・トラブル・非難中傷
- （4）前医の医療についての無用なコメント
- （5）医療に不必要な記載（医療従事者の学習内容など）
- ○（6）無用な誤解を患者あるいは第三者に与えかねない記載

## 事例１８

上肢の皮静脈が細くて、毎回採血が大変な患者。
● 看護記録の記載：
　「注意！この方、とても大変です」

● 意味を取り違えられる可能性の高い記述をしない
● 正しく伝わるように配慮する

 「静脈確保が技術的に難しい方です。慎重にやってください」

診療録に書いてはいけない事項
（１）患者のプライバシーに関していて、しかも医療に不必要な事項
（２）患者に対する個人的な感情・批判的内容
（３）他の医療従事者についての個人的感情・トラブル・非難中傷
（４）前医の医療についての無用なコメント
（５）医療に不必要な記載（医療従事者の学習内容など）
○（６）無用な誤解を患者あるいは第三者に与えかねない記載

## 事例１９

術前の記録・・・
● 看護記録の記載：
　「本人のキャラクターから術後せん妄になる可能性あり」

● 判断の根拠を明確にする
● 主観的判断は記載しない

 「〇〇〇のため術後せん妄の可能性が高い。注意深くみていく」

診療録に書いてはいけない事項
（１）患者のプライバシーに関していて、しかも医療に不必要な事項
（２）患者に対する個人的な感情・批判的内容
（３）他の医療従事者についての個人的感情・トラブル・非難中傷
（４）前医の医療についての無用なコメント
（５）医療に不必要な記載（医療従事者の学習内容など）
○（６）無用な誤解を患者あるいは第三者に与えかねない記載

JCOPY 498-14834

## 事例２０

● 診療録の記載：
　「〜してみよう」

● 口語的な表現はなるべく避ける

 「 ○○○なので、×××を試みる」

診療録に書いてはいけない事項
（１）患者のプライバシーに関していて、しかも医療に不必要な事項
（２）患者に対する個人的な感情・批判的内容
（３）他の医療従事者についての個人的感情・トラブル・非難中傷
（４）前医の医療についての無用なコメント
（５）医療に不必要な記載（医療従事者の学習内容など）
○（６）無用な誤解を患者あるいは第三者に与えかねない記載

## 事例２１

● 診療録の記載：
　「今日も元気いっぱい」

● 口語的な表現はなるべく避ける

 「今日も元気そうにしている」

診療録に書いてはいけない事項
（１）患者のプライバシーに関していて、しかも医療に不必要な事項
（２）患者に対する個人的な感情・批判的内容
（３）他の医療従事者についての個人的感情・トラブル・非難中傷
（４）前医の医療についての無用なコメント
（５）医療に不必要な記載（医療従事者の学習内容など）
○（６）無用な誤解を患者あるいは第三者に与えかねない記載

## 事例２２

- 診療録の記載：
「漏れまくる」

- 口語的な表現はなるべく避ける

 「点滴漏れが2回あり入れ直した。特に合併症なし」

診療録に書いてはいけない事項
（1）患者のプライバシーに関していて、しかも医療に不必要な事項
（2）患者に対する個人的な感情・批判的内容
（3）他の医療従事者についての個人的感情・トラブル・非難中傷
（4）前医の医療についての無用なコメント
（5）医療に不必要な記載（医療従事者の学習内容など）
○ （6）無用な誤解を患者あるいは第三者に与えかねない記載

## 事例２３

　化学療法中・・・
- 診療録の記載：
「今回のクール中に何度か末梢ライン漏れる予感します」

- 口語的な表現はなるべく避ける
- 判断の根拠を明確にする

 「末梢ラインが漏れやすいので注意必要」

診療録に書いてはいけない事項
（1）患者のプライバシーに関していて、しかも医療に不必要な事項
（2）患者に対する個人的な感情・批判的内容
（3）他の医療従事者についての個人的感情・トラブル・非難中傷
（4）前医の医療についての無用なコメント
（5）医療に不必要な記載（医療従事者の学習内容など）
○ （6）無用な誤解を患者あるいは第三者に与えかねない記載

## 事例24

化学療法中・・・
● 診療録の記載：
「そのうち点滴漏れそう。今日は無理やり入れて明日またトライ！」

● 口語的な表現はなるべく避ける
● 判断の根拠を明確にする

 「点滴が漏れやすい。今日はなんとか可能だったが、検討の必要あり」

診療録に書いてはいけない事項
（1）患者のプライバシーに関していて、しかも医療に不必要な事項
（2）患者に対する個人的な感情・批判的内容
（3）他の医療従事者についての個人的感情・トラブル・非難中傷
（4）前医の医療についての無用なコメント
（5）医療に不必要な記載（医療従事者の学習内容など）
○ （6）無用な誤解を患者あるいは第三者に与えかねない記載

## 事例25

家族から病棟に強い口調でクレームの電話
● 看護記録の記載：
「家族から強い口調で電話あり。家族への対応注意」

● 家族など第三者に対する批判的な記述をしない
● 他の医療従事者に伝達すべき場合には1号用紙の患者基本情報に接遇注意患者の情報を入力

 「ご家族からお電話ありました。ご家族は不安が強そうなので、丁寧な対応をお願いします」

診療録に書いてはいけない事項
（1）患者のプライバシーに関していて、しかも医療に不必要な事項
（2）患者に対する個人的な感情・批判的内容
（3）他の医療従事者についての個人的感情・トラブル・非難中傷
（4）前医の医療についての無用なコメント
（5）医療に不必要な記載（医療従事者の学習内容など）
○ （6）無用な誤解を患者あるいは第三者に与えかねない記載

**事例２６**

状態が変化し、転院調整を中止した患者・・・
- 診療録の記載：
診察記事が毎日コピーされ、事実に反して「転院調整中」と毎日記載。

- 事実に反した記載をしない。特にコピペの場合注意

診療録に書いてはいけない事項
（１）患者のプライバシーに関していて、しかも医療に不必要な事項
（２）患者に対する個人的な感情・批判的内容
（３）他の医療従事者についての個人的感情・トラブル・非難中傷
（４）前医の医療についての無用なコメント
（５）医療に不必要な記載（医療従事者の学習内容など）
○（６）無用な誤解を患者あるいは第三者に与えかねない記載

**事例２７**

インシデントが発生したので、インシデントレポートを作成した
- 診療録と看護記録の記載：
「事故が発生したので、インシデントレポートを作成した」

- 「事故」、「アクシデント」、「インシデント」といった表現は、あらぬ誤解を受ける可能性がある

 起きた出来事をそのまま記載して、
「上記内容を担当医に報告した」などとのみ記載する

- インシデントレポートは非公開であることに注意

診療録に書いてはいけない事項
（１）患者のプライバシーに関していて、しかも医療に不必要な事項
（２）患者に対する個人的な感情・批判的内容
（３）他の医療従事者についての個人的感情・トラブル・非難中傷
（４）前医の医療についての無用なコメント
（５）医療に不必要な記載（医療従事者の学習内容など）
○（６）無用な誤解を患者あるいは第三者に与えかねない記載

JCOPY 498-14834

事例28

- 診療録の記載：
電子カルテの記載で非常に小さい文字や、白色の文字で記載されていた。

- いたずらはやめましょう
- 診療録はあなたのおもちゃではありません
- 情報秘匿目的でこのような方法を採用することは許容されません

診療録に書いてはいけない事項
（1）患者のプライバシーに関していて、しかも医療に不必要な事項
（2）患者に対する個人的な感情・批判的内容
（3）他の医療従事者についての個人的感情・トラブル・非難中傷
（4）前医の医療についての無用なコメント
（5）医療に不必要な記載（医療従事者の学習内容など）
○（6）無用な誤解を患者あるいは第三者に与えかねない記載

---

## まとめ ▶▶▶

▶ **1.** 診療録は患者さんの利益のために記載されるもので、決して医療従事者の私的な記録やメモではありません。究極の個人情報ですから、患者さん本人がそれらに対する一義的権利を有します。

▶ **2.** すべてにおいて可能ではないにしても、できる限り患者さんに理解できるように記載されるべきです。

▶ **3.** 診療記録の共有（積極的開示）は、患者さんとのより良い信頼関係を築くことが目的ですから、不愉快ととられかねない記載を排除することがまず重要です。

〈対馬義人〉

# 7 配慮すべき情報と共有（積極的開示）を求めることができる者

## • すべてあますことなく開示すべきなのか

　診療記録の共有（積極的開示）を実行するにしても、すべてあますことなく開示すべきなのでしょうか。患者さんのなかには「すべて」にこだわる方もいらっしゃるでしょう。しかし、状況によっては診療記録の一部をあえて開示しないほうがよいことがあると私たちは考えています。第5章では厚生労働省の診療情報の提供等に関する指針によって示されている、**「診療録、処方せん、手術記録、看護記録、検査所見記録、エックス線写真、紹介状、退院した患者に係る入院期間中の診療経過の要約その他の診療の過程で患者の身体状況、病状、治療等について作成、記録又は保存された書類、画像等の記録」**のすべてが開示されるべき対象と説明しました。

　患者さんは医療チームの重要な一員ですが、患者さんがその疾病の当事者であることは、チームの他のメンバーとは決定的に異なります。第5章ですべての情報に、つまり厚生労働省の診療情報の提供等に関する指針に示された内容と基本的には同一の内容に対して、リアルタイムにアクセスできて当然と述べましたが、同時に<u>基本的には</u>同一の内容と断りを入れなければならない理由を2つ述べました。他院からの紹介状についてはすでに解説しました。

　ここでは、患者さんがその疾病の当事者であるがゆえに私たちが考えなければならないことについて論議します。論議するのは、**「記載すべき医療に関する診療情報だが安易に患者さんに開示すべきではない（見せるべきではない）内容」**であって、第6章で検討した「記載すべきではない、診療に関係しない内容」とは<u>全く異なる</u>ということに十分注意してください。

JCOPY 498-14834

## ・誰が診療記録の共有（積極的開示）を求めることができるのか、また拒絶すべき場合があるとすればどのような場合か

群馬大学患者参加型推進 WG では、多くの論議を経て、以下のように考え至りました。

----

1. 患者さんと、（患者さんが同意すれば）その家族などに、診療内容について説明すべきことは当然である。その際には基本的に真実を話すべきであり、内容に虚偽があってはならない。

2. 患者さんやその家族などに話してはならない、あるいは診療録等の記載を開示してはならない（見せてはならない）場合があるだろうか。あるいはそのようなことが許されるのだろうか。医療従事者と患者さんやその家族等とのより良い信頼関係を築くことが目的であるという観点から、たしかにそのような場合はあり得る。これは法的な問題ではない。むしろ道徳的なものであると理解したい。繰り返すが、ここで目的としているのは、いわゆる診療情報の開示請求による開示ではなく、日常診療における診療情報の積極的開示である。

3. 患者さんやその家族などになんらかの事項を開示しないとすべきであるとするならば、そのための基準が明確に示されているべきである。また仮に開示しないとしても、その範囲はできる限り少なくすることが望ましい。すべてについて開示しない場合はかなりまれであろう。

----

診療記録の共有（積極的開示）を求めることができる者について 表1 にまとめました。

開示を請求できる者として、厚生労働省の診療情報の提供等に関する指針（2003 年 9 月 12 日）には次のように記載されています。

----

7　診療記録の開示

（1）略

（2）診療記録の開示を求め得る者

○診療記録の開示を求め得る者は、原則として患者本人とするが、次に掲

**表1** 診療記録の共有（積極的開示）を求めることのできる者

| | 本人の同意 |
|---|---|
| (1) 患者本人 | 要 |
| (2) 法定代理人　（法律に基づくもの）＊ | 不要 |
| (3) 任意後見人　（本人があらかじめ定める） | 要 |
| (4) 代理権を与えられた親族及びこれに準ずる者 | 要 |
| (5) 判断能力に疑義がある場合は、現実に患者の世話をしている親族及びこれに準ずる者 | (不要) |

＊未成年の親権者など（ただし、患者さんが満 15 歳以上の場合は、判断能力が欠如していると判断される場合を除き、患者さん本人の同意が必要）。

　　　げる場合には、患者本人以外の者が患者に代わって開示を求めることができるものとする。

① 患者に法定代理人がいる場合には、法定代理人。ただし、満 15 歳以上の未成年者については、疾病の内容によっては患者本人のみの請求を認めることができる。

② 診療契約に関する代理権が付与されている任意後見人

③ 患者本人から代理権を与えられた親族及びこれに準ずる者

④ 患者が成人で判断能力に疑義がある場合は、現実に患者の世話をしている親族及びこれに準ずる者

　今回 WG が整理した条件はこの指針とおおむね同様です。しかし、この試みを開始するにあたって、群馬大学医学部附属病院ではより慎重であるべきであるとの共通認識をもたざるを得ない状況にあり、実際には患者さん本人のみとしています。この事情については第 9 章であらためて説明します。

　また、開示を拒みうる内容を「配慮情報」と定義し、**表2** に示す 5 つの場合にまとめました。配慮情報とは、診療録に記載しなければならないが、患者さんに安易に開示すべきではない診療情報（医学的情報）です。これは診療に必要な情報に限られますし、診療の関係しない記載は診療記録に現れないはずです。

　個別の情報が配慮情報とすべきものなのかどうかを検討するにあたっては、**表2** のどの場合に当てはまるのか、慎重に検討しなければならなりませ

**表2** 開示拒絶理由、すなわち配慮情報とすべき内容の分類

| 開示拒絶理由 | 補足 |
|---|---|
| (1) 第三者の利益を害するおそれがある場合（人間関係・信頼関係悪化のおそれ） | ・患者の状況等について、患者の家族や関係者が医療従事者に情報提供を行っている場合に、これらの者の同意を得ずに患者自身に当該情報を提供することにより、患者と家族や関係者との人間関係が悪化すると想定される場合など |
| (2) 患者本人の心身の状況を著しく損なうおそれがある場合 | ・症状や予後、治療経過等について患者に対して十分な説明をしたとしても、患者本人に重大な心理的影響を与え、その後の治療効果等に悪影響を及ぼす場合 |
| (3) 患者本人が本人以外への診療記録の開示について拒否している場合 | ・家族などへの開示を患者が拒否している場合（意識障害等の場合は例外） |
| (4) 他の法令に違反することとなる場合 | ・警察からの捜査関係照会など |
| (5) その他、関係する医療従事者が必要と認める場合 | ・接遇注意者についての情報共有など |

ん。(4) と (5) の場合を除けば、いずれも道徳的に当然といえる内容であり、多くの人に理解されるでしょうし、後述のように (5) 以外は個人情報の保護に関する法律との矛盾点もありません。

何度も説明しているように、診療記録の共有（積極的開示）の目的は、より良い信頼関係を築くことにあります。いくら親しい間柄であっても、真実であるからといってすべてをあからさまに話してよいわけではありませんし、口にしてはいけない秘密だってあるかもしれません。そのような点に配慮するのは人間関係の構築において極めて当然のことです。

医療は実に人間的な営みであり、単なる商取引の契約とは異なるはずです。

## ・配慮情報

群馬大学患者参加型推進 WG は、一部のみ開示しない方法として、電子カルテの特別な機能である「配慮情報機能」の活用を提案しました。これは記

載者が患者さんに直接見せるべきではないと考える項目のみを、患者さんが閲覧する際に不可視化する機能です。この機能は多くの電子カルテ端末に備わっています。特定の記載の不可視化を指示する場合には、同時にその理由を 表2 より選択し、配慮情報とする理由を宣言すべきです。

どのような内容を配慮情報とするのかは明確にしておかなければなりませんが、表2 にその内容を分類したとはいえ、その理解は必ずしも容易でないでしょう。

次頁から WG が作成し、小冊子「患者さんとの信頼関係醸成のための診療記録の積極的開示」として職員に配布した実例集をほぼそのまま掲載します。参考にしてください。

診療録に記載しなければならないが、日常診療のなかで患者さんに安易に開示すべきではない事項について

1-1. 患者さんと、（患者さんが同意すれば）その家族などに、診療内容について説明すべきことは当然である。その際には基本的に真実を話すべきであり、内容に虚偽があってはならない。

しかし、患者さんやその家族などに話してはならない、あるいは診療録等の記載を開示してはならない場合があるだろうか。あるいはそのようなことが許されるのだろうか。かなり微妙な問題である。

1-2. しかし、医療従事者と患者さんやその家族等とのより良い信頼関係を築くことが目的であるという観点から、たしかにそのような場合はあり得る。これは法的な問題ではない。むしろ道徳であると理解したい。

1-3. ここで繰り返すが、この小冊子で検討するのは、いわゆる「開示請求による開示」ではなく、日常診療における診療記録の共有（積極的開示）である。この場合の請求できる者、および拒みうる場合についての考え方・基準はいわゆる「開示請求」による基準を準用するが、上記目的に鑑み、別個に判断すべきものである。

2-1. 患者さんやその家族などになんらかの事項を秘匿するとすれば、そのための基準が明確にされているべきである。

2-2. いわゆる診療情報開示にあたっては、厚生労働省、日本医師会などがガイドラインを発表しており、開示を請求できる者、および開示を拒みうる場合について定められている。群馬大学では、「群馬大学医学部附属病院診療情報提供要領」が定められている。これらの記載はほぼ同一である。

3-1. 診療記録の共有（積極的開示）を請求できる者について **表1**（64頁に掲載）にまとめた。

3-2. 拒みうる場合を、**表2**（65頁に掲載）に示す5つの場合にまとめた。開示拒絶すべきかどうかを検討するにあたっては、個別にどの場合に当てはまるのか、慎重に検討しなければならない。（4）の場合を除けば、いずれも道徳的に当然といえる内容であり、多くの人

に理解されるだろう。

3-3. 仮に拒絶するとしても、その範囲はできる限り少なくすることが望ましい。全部を拒絶すべき場合はかなりまれであろう。

4-1. WG は、一部のみ開示拒絶の方法として、電子カルテの配慮情報機能の活用を提案する。これは記載者が患者さんに直接見せるべきではないと考える項目のみを不可視化する機能である。不可視化を指示する機能はすべての端末に備わっている。

4-2. また、特定の記載の不可視化を指示する場合には、同時にその理由を 表2 より選択し、拒絶の理由を明確にしておくべきである。

5-1. 以下に 表2 の分類に基づいて、事例を示しつつ解説する。

▢ 秘匿すべきと考えられる事例

▢ 解説

▢ 適切と考えられる書き換え例

---

**事例 1**

● アルコール性肝炎が疑われるが本人は否定している。しかし妻からは毎晩飲酒しているとの話があった。妻は自分が言ったということを絶対に患者本人に話さないでほしいという

➡ 配慮情報機能の使用

● 患者さんの家庭内の問題だという考え方もあると思うが、私たちに患者さんの家庭を壊す権利はないと考える

開示拒絶理由
（1）第三者の利益を害するおそれがある場合（人間関係・信頼関係悪化のおそれ）
（2）患者本人の心身の状況を著しく損なうおそれがある場合
（3）患者本人が本人以外への診療記録の開示について拒否している場合
（4）他の法令に違反することとなる場合
（5）その他、関係する医療従事者が必要と認める場合

---

## 事例2

● 遺伝子疾患があり、家族調査の話になった。実は患者は養子であるが両親は実子として育てており、絶対に患者に知られたくない

 配慮情報機能の使用

● 患者さんの家庭内の問題だという考え方もあると思うが、私たちに患者さんの家庭を壊す権利はないと考える

> 開示拒絶理由
> （1）第三者の利益を害するおそれがある場合（人間関係・信頼関係悪化のおそれ）
> （2）患者本人の心身の状況を著しく損なうおそれがある場合
> （3）患者本人が本人以外への診療記録の開示について拒否している場合
> （4）他の法令に違反することとなる場合
> （5）その他、関係する医療従事者が必要と認める場合

## 事例3

● 高血圧の薬をきちんと内服していないのではないかと思われるが、本人は内服していると主張する

➡ 「○○○という理由で内服していないのではないかと考えるが、本人は否定している」

➡ 配慮情報機能の使用

● 断定を避ける
● 判断根拠を記載する

● 患者さんの性格によっては、秘匿したほうがよい場合があるかもしれない

> 開示拒絶理由
> （1）第三者の利益を害するおそれがある場合（人間関係・信頼関係悪化のおそれ）
> ○（2）患者本人の心身の状況を著しく損なうおそれがある場合
> （3）患者本人が本人以外への診療記録の開示について拒否している場合
> （4）他の法令に違反することとなる場合
> ○（5）その他、関係する医療従事者が必要と認める場合

**事例4**

- 悪性疾患の告知：
  家族が「本人にはがんであると絶対に言わないでほしい」

- 悪性疾患終末期：
  家族が「本人にはそこまで厳しい話をしてほしくない」

➡ 配慮情報機能の使用

開示拒絶理由
（1）第三者の利益を害するおそれがある場合（人間関係・信頼関係悪化のおそれ）
（2）患者本人の心身の状況を著しく損なうおそれがある場合
（3）患者本人が本人以外への診療記録の開示について拒否している場合
（4）他の法令に違反することとなる場合
（5）その他、関係する医療従事者が必要と認める場合

事例4のような場合に患者さん本人に話さないという判断が容認されるのかどうかについては疑問もあります。本人が望まなければなんの問題もありませんが、知りたいという希望があり、かつ理解力がある場合にどうすべきなのか、判断は容易でありません。日頃からいわゆるアドバンス・ケア・プランニングとして医療機関と情報共有しておくべきなのかもしれません。現状ではケースバイケースで判断するしかありませんし、必要であれば施設の倫理委員会などに諮るべきでしょう。

## 事例5

● 精神科神経科からの外来院内処方（散剤）は薬包紙に薬剤名を印字していない。しかし診療録を見ると患者にわかってしまう

 配慮情報機能の使用

● 精神科神経科の患者については、専門医が個別に判断する

開示拒絶理由
○ （1）第三者の利益を害するおそれがある場合（人間関係・信頼関係悪化のおそれ）
（2）患者本人の心身の状況を著しく損なうおそれがある場合
（3）患者本人が本人以外への診療記録の開示について拒否している場合
（4）他の法令に違反することとなる場合
（5）その他、関係する医療従事者が必要と認める場合

## 事例6

● 数十年に渡って非告知投与（精神疾患）のあった患者本人からのカルテ開示請求があり、患者の母親が開示を拒んでいる

 配慮情報機能の使用

（診療録全体を開示しない）

● 精神科神経科の患者については、専門医が個別に判断する
●「開示請求」があった場合には、倫理委員会で協議する

開示拒絶理由
（1）第三者の利益を害するおそれがある場合（人間関係・信頼関係悪化のおそれ）
○ （2）患者本人の心身の状況を著しく損なうおそれがある場合
（3）患者本人が本人以外への診療記録の開示について拒否している場合
（4）他の法令に違反することとなる場合
（5）その他、関係する医療従事者が必要と認める場合

## 事例7

- 医学的に化学療法の継続が困難だが、家族から、患者本人に偽って点滴で治療を継続してほしい旨の依頼

 配慮情報機能の使用

- 倫理委員会で協議する

開示拒絶理由
（1）第三者の利益を害するおそれがある場合（人間関係・信頼関係悪化のおそれ）
（2）患者本人の心身の状況を著しく損なうおそれがある場合
（3）患者本人が本人以外への診療記録の開示について拒否している場合
（4）他の法令に違反することとなる場合
（5）その他、関係する医療従事者が必要と認める場合

## 事例8

- 患者が家族に病名や病状を知られたくない

- 中絶したことを夫に知られたくない

- 外国出張時の性的サービス利用での感染が疑われた

- 患者本人が本人以外への診療記録の開示を拒否していれば、このような記載があったとしても差し支えない
- 本人がそのように希望していることは記録に残さなければならない

開示拒絶理由
（1）第三者の利益を害するおそれがある場合（人間関係・信頼関係悪化のおそれ）
（2）患者本人の心身の状況を著しく損なうおそれがある場合
（3）患者本人が本人以外への診療記録の開示について拒否している場合
（4）他の法令に違反することとなる場合
（5）その他、関係する医療従事者が必要と認める場合

## 事例９

● 診療録に「警察からの捜査関係照会書」が含まれている

 配慮情報機能の使用

● この小冊子の守備範囲を超えている
● 法的問題として処理する

開示拒絶理由
（１）第三者の利益を害するおそれがある場合（人間関係・信頼関係悪化のおそれ）
（２）患者本人の心身の状況を著しく損なうおそれがある場合
（３）患者本人が本人以外への診療記録の開示について拒否している場合
（４）他の法令に違反することとなる場合
（５）その他、関係する医療従事者が必要と認める場合

## 事例１０

● 離婚裁判の資料として未成年の患者の親からの開示請求。
　争っている両親ともに法定代理人となりえる

● この小冊子の守備範囲を超えている
● 法的問題として処理する

● 「開示請求」があった場合には、倫理委員会で協議する

開示拒絶理由
（１）第三者の利益を害するおそれがある場合（人間関係・信頼関係悪化のおそれ）
（２）患者本人の心身の状況を著しく損なうおそれがある場合
（３）患者本人が本人以外への診療記録の開示について拒否している場合
（４）他の法令に違反することとなる場合
（５）その他、関係する医療従事者が必要と認める場合

## 事例１１

- 接遇注意者への申し送り事項に「易怒性」などの記載あり。

- 看護師へのセクハラ行為を繰り返す患者について注意すべきとの申し送り

- 他の医療従事者に伝達すべき場合には１号用紙の患者基本情報に接遇注意患者の情報を入力

- 客観的事実（発言そのまま）を記載する
- 必要な場合には、根拠を明確にする

 配慮情報機能の使用

開示拒絶理由
（１）第三者の利益を害するおそれがある場合（人間関係・信頼関係悪化のおそれ）
（２）患者本人の心身の状況を著しく損なうおそれがある場合
（３）患者本人が本人以外への診療記録の開示について拒否している場合
○（４）他の法令に違反することとなる場合
（５）その他、関係する医療従事者が必要と認める場合

## 事例１２

- ICU入室中にせん妄となった患者の言動を記載したが、後に患者から取り消しの希望があった

- 客観的事実を記載

開示拒絶理由
（１）第三者の利益を害するおそれがある場合（人間関係・信頼関係悪化のおそれ）
（２）患者本人の心身の状況を著しく損なうおそれがある場合
（３）患者本人が本人以外への診療記録の開示について拒否している場合
（４）他の法令に違反することとなる場合
（５）その他、関係する医療従事者が必要と認める場合

JCOPY 498-14834

事例１３

● 夫と思われた人物が不倫相手であり、病状説明も行っていた。また別居中の夫からも病状説明の希望がある

● 本人の了解があれば、不倫相手、別居中の夫いずれにも説明してよい

開示拒絶理由
（１）第三者の利益を害するおそれがある場合（人間関係・信頼関係悪化のおそれ）
（２）患者本人の心身の状況を著しく損なうおそれのある場合
（３）患者本人が本人以外への診療記録の開示について拒否している場合
（４）他の法令に違反することになる場合
（５）その他、関係する医療従事者が必要と認める場合

## ・配慮情報機能

　配慮情報は、電子カルテの配慮情報機能を用いて記載します。繰り返しますが、配慮情報は必ず診療に必要な医学的情報であるはずです（そうでなければそもそも記載する必要がありません）。したがって記載しないという選択肢は基本的にありませんが、この機能を用いて記載すると、その内容は医療従事者にとって可視ですが、患者さん用の閲覧ソフトウェアでは不可視化されます。記載者は、その情報をなぜ閲覧不可とするのかの理由を 表2 から選択しなければなりません。ポップアップから選択するのですが、選択しないと登録できないようになっています。

　群馬大学医学部附属病院で利用している電子カルテでは、上記のような設定を比較的容易に実現することができました。このようなシステムを構築することが技術的に困難とは思われませんが、他の電子カルテシステムでどのような仕組みになっているのかはそれぞれご確認いただきたいと思います。

紙カルテで同様の仕組みを構築するのは困難でしょうから、IT 技術の発展の賜物です。

この機能の使用には慎重にも慎重な態度が求められ、安易にこの機能を利用することは厳に慎まなければなりません。恣意的な使用はすべての努力を無とするでしょう。基本はあくまで開示です。そのため、拒絶が適切に行われているかどうかは、カルテレビューによって第三者的に、厳重な秘密保持の下で、定期的かつ継続的に検証されなければなりません。

約 3 年間で配慮情報機能を用いて記載された内容は、診療録全体の 0.1％（データ量ベース）でした。実際にはほとんど使用されなかったということです。診療録等の慎重な記載を心がければ、閲覧を拒絶しなければならない例は実際にはほとんどないということがわかります。

## まとめ ▶▶▶

▶ **1**. 共有（開示）を求めることができるのが誰であるのか、あらかじめ明確にしておく必要があります。

▶ **2**. 共有（開示）の内容についてもあらかじめ明確にしておくべきです。

▶ **3**. 厚生労働省の「診療情報の提供等に関する指針」では診療記録のすべてを開示されるべき対象としています。しかし、記載すべき医療に関する診療情報だが安易に患者さんに開示すべきではない（見せるべきではない）内容がたしかに存在します。これを「配慮情報」と呼ぶことにします。

▶ **4**. 「配慮情報」とする場合には、そのための基準が明確に示されているべきですが、実際には「配慮情報」とされることはかなりまれです。

〈対馬義人〉

# 8 検査結果などのハードコピーを患者さんなどにお渡しする場合の注意点

## • コピーを患者さんにお渡しすることは推奨されるか

　患者さんから血液検査などの数値データや病理診断報告書、画像診断報告書など（以下、検査結果等ということにする）のハードコピー（プリントアウト）を求められることはよくあることで、すでに多くの病院で行われているのではないでしょうか。

　私たちは、医療従事者と患者さんやその家族等とのより良い信頼関係を築くことを目的として診療記録の共有(積極的開示)を行っているのですから、両者の間のコミュニケーションエラーは最大限に防止すべきです。適切と考えられる場合に検査結果等のハードコピーをお渡しすることは当然推奨されます。

　外来で検査結果等について（たとえ十分な時間をとって丁寧に）説明を受けたとしても、その内容をすべて正確に記憶しておくことは必ずしも容易でない場合が多いのではないでしょうか。第5章で、説明を聞き同意文書に署名した後でも、18〜45％の患者さんは手術の主な危険がなんであったか思い出せないというデータを紹介しました[1]。患者さんは意外に理解していなかったり、忘れてしまったりしているのです。これを全面的に患者さん側の責任としてしまうことはもちろん適切ではありません。コミュニケーションには情報の送り手と受け手の両方に責任があるのです。

　検査結果等のコピーなどが手元にあれば、説明の内容を後で反芻することもより容易になるでしょうし、高血圧や糖尿病などの慢性疾患では、経時的なデータを手元に置いておくことは、自己管理という点で良い効果を生むことがあったとしても、悪い結果となる事態は想像しにくいように思います。

　また、患者さん自身に見ていただくことによって、担当医による検査結果

等の見落としによる医療事故防止の効果も期待できます。これは患者さんがチームの一員となるという患者参加型医療の具体的成果となりえます。ただし、この方法が患者さんに責任の一旦を担わせるという意味ではないことに注意してください。

## ● どのような注意点があるか

どのような内容のハードコピーであれば許されるかという判断は、第5章で論議した内容と同一と考えられます。検査結果等であれば事実上ほとんどのデータについて問題はないはずです。一度にお渡しできるのは数枚が常識的でしょう。過去1年分のデータをすべてなどと要求されても外来で対応できないでしょうし、客観的にみて必要な場合もまれと思います。そこまで望むのであれば開示請求をしていただくのが筋ともいえます。

検査結果等のコピーをお渡しする際には、それが診療記録の全体ではなく、一部のみ切り取られた情報であることに注意する必要があります。つまり、断片的な情報のみが独り歩きすると、無用な誤解を与えることになりかねないということです。例えば腫瘍マーカーの値が少しだけ高く、Hのマークがついているような場合です。これだけ見ると患者さんはとても不安になるかもしれませんし、帰宅後にそれを見た家族の不安も想像できます。しかし、そのようなちょっとした高値が何のイベントもなく数年間変化なしであれば、さして重要なデータではなかろうと判断されることも多いでしょう。

患者さんやその家族を無用な不安に陥れないためには、どうすればよいでしょうか。これはやはり検査結果等のハードコピーをお渡しする際に一言添えるしかないのではないでしょうか。ただコピーを渡すのではなく、データについての簡単な説明と、断片的情報のみでは正しい判断ができない場合があることや、記載されている情報は診療が進むにつれて、あるいは新たな情報が追加されることによって変更される場合があることなどを必要に応じて一言添えることです。どの程度詳細にお話しすべきなのかは、医療従事者と患者さんやその家族などとの信頼関係がどの程度築けているかといったことや、患者さんの性格や理解力などにもよるでしょうから、担当医が個別に判断すべきことです。

JCOPY 498-14834

誰が、どのようなハードコピーを、誰に、どのような説明とともに渡したのか、診療録に記録されるべきです。ずいぶんと前のことですが、群馬大学医学部附属病院で検査結果等のハードコピーについてのルールがまだなかった頃のことです。ある外来担当医が自己判断である患者さんに血液検査データのコピーをお渡ししたことがありました。ところがその患者さんはうっかりそれを外来の待合で落としてしまい、運が悪いことに（?）他の患者さんがそれを拾ってしまいました。コピーを落としてしまった患者さんの責任であるといえばその通りなのですが、個人情報漏洩となりかねない事故でした。なんと、当の患者さんはそのコピーを受け取ったことを覚えておらず（年配の患者さんなどではしばしばあることです）、いささか面倒なことになりました。

　そのようなトラブルがあったことから、群馬大学医学部附属病院ではお渡しするハードコピーに押すハンコを用意することにしました。そのハンコが押してあれば、それはもはや病院が管理すべき個人情報ではなく、患者さん自身が責任をもって所持すべきであるものであることがわかるようにしたのです。これに加えて診療録に記録を残しておけば、個人情報漏洩の冤罪が生ずることはなくなります。

　診療録の一部のハードコピーを求められた場合はどうでしょうか。考え方は同様と思います。数枚の範囲であれば担当医の負担も許容範囲内でしょう。

　群馬大学医学部附属病院では、この試みを開始して約3年となりますが、これに関連したインシデントレポートは皆無であり、患者さんの評判も良好です。

　次頁に群馬大学医学部附属病院のルールを示します。

診療録の一部のハードコピーを患者さんなどに渡す場合

1-1. 患者さんから血液検査などの数値データや病理診断書、画像診断報告書などのハードコピーを求められることはよくあることである。診療録の一部などについても同様の例があるかもしれない。

1-2. 医療従事者と患者さんやその家族等とのより良い信頼関係を築くことを目的とした積極的開示であるから、必要な場合にハードコピーをお渡しすることは推奨される。

1-3. その際にどのような内容のハードコピーであれば許されるかという判断は、第 5 章で論議した内容と同一と考えられる。

2-1. ただしその際には、診療記録の全体ではなく、一部のみ切り取られた情報であることに注意したい。つまり、断片的な情報のみが独り歩きすると、無用な誤解を与えることになりかねない。

2-2. 一度にお渡しできるのは数枚が常識的であろう。

3-1. ハードコピーをお渡しする際には、
 1) その断片的情報のみでは正しい判断ができない場合があること、
 2) 記載されている情報は、診療が進むにつれて、あるいは新たな情報が追加されることによって、変更される場合があること、
 を説明すべきである。

3-2. また、誰が、どのようなハードコピーを、誰に、どのような説明とともに渡されたのか、診療録に記録されるべきである。

3-3. お渡しするハードコピーには専用の印を押し、日付を記入する。

JCOPY 498-14834

■文献

1) Saw KC, Wood AM, Murphy K, et al. Informed consent: an evaluation of patients' understanding and opinion (with respect to the operation of transurethral resection of prostate). J R Soc Med. 1994; 87: 143-4.

〈対馬義人〉

# 9 診療記録の共有（積極的開示）の実際

　群馬大学患者参加型推進 WG の論議のなかで最も問題となったのが、誰に対して認めるかという点でした。この問題については第 7 章で論じましたが、この試みを始めるにあたって、群馬大学医学部附属病院では必要以上に慎重であるべきであるとの共通認識をもたざるを得ない状況にありました。

　この試みは、診療体制の不備がさまざまな形で指摘されたことがきっかけであることはすでに述べましたが、それゆえに私たちは二度と失敗できないという強いプレッシャーを感じていました。診療記録の共有（積極的開示）は、国内では一部の病院で試みられているとはいえ、大学病院としては全く初めての試みです。何か大きなトラブルが生じれば、わが国の患者参加型医療の推進は何年も停滞、あるいは後退すらしてしまうかもしれません。わが国はすでに欧米に遅れをとっているのですから、ガラパゴス化してしまうかもしれません。

　そこで、診療記録の共有（積極的開示）を求めることができる者をまずは患者さん自身のみとして、下記のような暫定規則を作成しました。

--------------------------------------------------------------------

**入院患者さんとの診療記録共有システムの運用についての暫定規則**
1. 共有（閲覧）申し込みが可能な者
   - 18 歳以上の入院患者本人。家族等による申し込みはできない。
   - 外来患者は対象外。
   - 共有の許可を得たものが、それ以外の者に共有を認めることは差し支えない。
2. 共有（閲覧）の許可
   - 患者本人の申し込みがあり、かつ診療科長が許可した場合に共有を許

JCOPY 498-14834

可する（パスワードを発行する）。診療科長は、担当医と協議のうえ、共有の可否を判断し、許可する場合には、申込書に自筆署名する。科長長期不在などの事情がある場合には、代理者による許可及び署名も可とする。

- 申し込みをした患者が、共有不許可の判断に異議がある場合には、病院長に上申し、判断を仰ぐ。病院長は診療科長、担当医とあらためて協議し、その可否を決定する。病院長の判断を最終とする。
- 共有不許可の理由の患者への開示・説明は診療科長に一任する。

3. 共有の不許可（診療記録全体の）
- 配慮情報とせざるを得ない部分が相当量あり、「配慮情報機能」のみで対応することが現実的でないと考えられる場合にのみ、診療記録全体の共有不許可の判断が許容される。
  1）第三者の利益を害するおそれのある場合
  2）患者本人の心身の状態を著しく損なうおそれのある場合
  3）共有によって診療に明らかな支障が生じる場合
  4）他の法令に違反する場合
  5）その他、関係する医療従事者が必要と認める場合
- 上記に該当すると考えられる例として、虐待・犯罪関係者およびその疑いの者、交通事故関係者、詐病が疑われる者などがある。
- 群馬大学医学部附属病院の基本方針は共有推進である。診療記録全体の共有不許可は例外的な処置であり、可能な限り「配慮情報機能」を活用し、共有許可とすべきである。共有不許可の判断はくれぐれも慎重に行うこと。

※ 以上の記載の根拠となる院内規則は、「群馬大学医学部附属病院診療情報提供要領」である。

4. 患者参加型医療推進委員会への報告
- 共有の結果は、共有希望者数、許可数、不許可数のみを「患者参加型医療推進委員会」に年1度報告する。

--------------------------------------------------------------------

この暫定規則については少し説明が必要でしょう。

規則を決めるにあたっては群馬大学患者参加型推進WGで多くの論議がなされました。この試みは日本の医療の常識を変えてしまいかねないものです。職員の反発も当然予想されました。したがって、多数決というよりも可能な限り全会一致が好ましいと考え、閲覧可能な者の範囲などはやや狭く規定される結果となりました。慎重に開始し、さまざまな問題点を抽出・改善しつつ適切なものにしていきたいと考えてます。

### 診療記録の共有（積極的開示）を求めることができる者

患者さん本人のみが共有（閲覧）可能としました。ただし、本人と共に、あるいは本人の同意のもとで家族などが閲覧することは差し支えありません。第7章の 表1 （64頁に掲載）によれば、もっと詳細に定めておくべきものですが、このような基準でほとんどの場合を事実上カバーできると考えたことと、無用のトラブルを避けるために当初はやや制限した形で始めたほうがよいだろうとの意見に基づくものです。どうしても必要なら診療記録の開示請求による開示という道が残されているということもあります。約3年間の実績については第10章で解説しますが、現在のところこの基準について大きな問題は生じていません。ただし、例えば意識障害がある患者さんの家族などからの希望には添えないことになりますので、今後様子を見ながら第7章の 表1 に示すすべての対象者に広げていきたいと考えています。

### 小児の患者さん

小児の患者さんについてどうすべきかも大きな争点となりました。群馬大学医学部附属病院では15歳以上であれば診療記録の開示請求による開示が可能ですが、小児科医からは精神的発達が十分でない患者さんでは問題を生ずるかもしれないという意見があり、また現在においてもまれではありますが小児の場合には悪性腫瘍の本人への告知がなされない場合があることなどから、開示は18歳以上とすべきとの結論に至ったものです。この条件も様子を見ながらいずれは15歳まで対象年齢を下げることができればと考えています。

### 精神科の患者さん

　精神科の患者さんを対象とするかどうかは容易に結論を出せない問題です。患者さんが自分自身の診療記録を閲覧することが、病状などに多大な影響を与えるであろうことは容易に想像されます。前述のように、この試みはあくまで慎重に開始するということで、開始当初は精神科の患者さんは対象外としました。病状や重症度などによって個別に対応すべきという考え方もあると思いますが、さらなる検討が必要です。

### 入院・外来ともに可能とするべきか

　対象は入院患者さんのみとし、外来患者さんは対象外としました。ただし、第8章で論議したように、検査結果等のハードコピーについては外来でも積極的に推進されています。

　患者さんは，専用のPC上から電子カルテに専用のソフトウェアを用いてアクセスすることになります。このPCをどこに配置するかについても多くの論議がありました。病棟にも十分なスペースがあるわけではありません。最終的には病棟の患者食堂の片隅に、各階ごとに専用PCを設置することとしましたが、これを外来にも配置するとなると、設置スペースや管理、プライバシーの確保などについてさまざまな困難があることがわかり、まずは入院から始めようということになりました。これも外来患者さんにも対象を広げられればと思っています。

　さらに据え置きの専用PCからのみでなく、ノートPCでベッド上から可能となるように各病棟に1台ずつ用意しました。最終的には自宅からインターネット経由で共有（閲覧）できればと考えていますが、まだまだ多くのハードルがあり、今後の課題としています。

### 患者さん自身の書き込みは許可すべきか

　現在のシステムでは、患者さんは情報を見ることができるだけで、書き込みなどは一切できません。患者さんを医療チームの一員として認めるというのであれば、診療録への書き込みが可能であってしかるべきです。閲覧だけでなく書き込みを可能とし、双方向的なコミュニケーションが可能となって初めて真の共有といえるでしょう。しかし法的にそのような仕組みは想定さ

れていないと思われますし、診療記録が保険診療の根拠となるものであるということを鑑みれば、患者さん自身による書き込みを許可することは現在のシステムでは困難と考えられます。セキュリティー上の懸念もあります。

　将来はシステムを工夫することによって、患者さんと医療従事者との間で、あたかもメールをやり取りする、あるいはチャットを可能とするといったことができるようになればと思っていますが、医療従事者の負担増加などが問題となるでしょう。

## パスワードの発行

　希望する患者さんは申込書を提出するとパスワードが即日発行されます。説明文書は入院の際の書類と一緒に渡され、担当職員から説明されます。入院患者さんに一律にパスワードを発行してしまうという案もありましたが、かなりの事務作業量となることが予想され、今回は断念しています。

## 診療科長の許可

　パスワード発行には診療科長の許可が必要ということにしました。これはごく一部ですが、著しく特殊な事情のある患者さんなどついてトラブルを防ごうというものです。しかし結果的には科長が閲覧を拒否した例は約3年間でゼロでした。心配しすぎだったかもしれません。不許可は極めて例外的な判断といえると思います。

## セキュリティー

　いかに電子カルテシステムを設計するとしても、PCがシステムに接続されていることに変わりはなく、悪意のある者がアクセスすればトラブルとなる可能性をゼロにすることはできません。約3年間の試みで、セキュリティー上の問題は生じていませんが、今後は患者さんがアクセスすることを前提としてシステム設計を行う必要があります。

## 患者参加型医療推進委員会への報告

　この試みが有効に機能しているかを第三者的に見てもらうために患者参加型医療推進委員会に件数やアンケート結果などを報告しています。外部委員

の方々には大きな関心をもっていただいています。

--------------------------------------------------------------

　本書を読んでいただいた医療従事者の方々のなかには自分の施設でも始めてみたいが、なにから手を付ければよいのだろうかと思われる方も多いかもしれません。ここで全体の流れを整理してみます。

## 1. 院内のコンセンサスを得る

　まずは医療従事者のコンセンサスが重要であることは当然です。あるいは強力な指導力が必要かもしれません。突き放すようですが、社会や組織の変革にはいつも大きなエネルギーが必要です。

## 2. 委員会あるいは WG の設置

　協議・準備しなければならないことが多くあります。多職種が関わるプロジェクトになりますので、メンバー構成も多職種である必要があります。

## 3. 院内規定の設定

　標準的なルールが確立されているわけではありませんので、群馬大学医学部附属病院と同様である必要はありません。施設毎に、それぞれの哲学に従って決めていただければよいと思います。

　患者さんへの周知の方法や、申請のための書類などの準備も必要です。

## 4. 診療録記載の適正化のための講習

　第 6、7 章で説明したように、これまでの患者さんが閲覧することを前提としていない書き方では不適切です。最低限、医師および看護師に対する一定の講習は必要です。最も手間のかかる部分かもしれません。

## 5. システムの準備

　患者さんが閲覧するための PC が必要です。どこに設置するのかも重要で、プライバシーを確保しつつ不正などが行われないような環境が必要です。

　電子カルテシステムの改修が必要な場合にはいくらかの費用がかかるかもしれません。そのほかの準備にあまり費用はかからないと思います。

## 6. PDCA サイクル

　Plan（計画）→ Do（実行）→ Check（評価）→ Act（改善）のサイクルのことです。システムを構築しただけではそれ以上の発展は望めません。アンケートなどによる患者さんからのフィードバックは必須です。群馬大学医学部附属病院では、アンケートの結果などからPCの台数を増やし、ポータブルPCなどを用意することによって患者さんの利便性を高めています。また、患者参加型医療推進委員会など外部委員の入った委員会などで改善策などについて協議できればさらによいと思います。

### まとめ ▶▶▶

▶ **1.** この試みは慎重に開始する必要があります。何か大きなトラブルが生じれば、わが国の患者参加型医療の推進は何年も停滞、あるいは後退すらしてしまうかもしれません。

▶ **2.** 開始にあたって、入院患者さん本人のみが共有（閲覧）可能としました。また小児科、精神科は原則として対象外としました。

▶ **3.** 患者さんによる書き込みは一切できません（閲覧だけでなく書き込みを可能とし、双方向的なコミュニケーションが可能となって初めて真の共有といえるのですが）。

▶ **4.** 改善すべき点は少なくありませんが、徐々により良いものにしていきたいと思います。

〈対馬義人〉

# 10 | 3年間の記録
## ─医師・看護師の意識変化と患者さんの声

## ● 医師の意識

　群馬大学医学部附属病院では、国内大学病院で初めての試みとして、2019年4月から入院患者が自分の診療記録を閲覧できるシステムを開始しました。初めての試みなので、不安や疑問をもつ医師も多いと思われました。そこで、「患者さんとの信頼関係醸成のための診療記録の積極的開示」という診療録記載に関する冊子を作成し、すべての診療科のミーティングを訪問し説明会を行いました。また、診療記録閲覧システムのより良い運用のために、診療記録共有を開始した時点と2年経過時点で、実際に診療録を記載する医師・看護師を対象に無記名マークシート方式でアンケート調査を行いました。

　開始時点でのアンケート回答数は979名（医師31％、看護師69％）で回収率は医師50.7％、看護師76.5％、2年後の再調査の回答数は1,192名（医師31％、看護師69％）で回収率は医師55.5％、看護師95.0％でした。

　「入院患者のカルテ閲覧には総論賛成である」の問いに対して、賛成（「強くそう思う」「そう思う」）と回答したのは、開始時は52.4％でしたが、2年後には81.9％まで増加しています。賛成と答えた医師は開始時41.4％、2年後77.7％、看護師では開始時57.5％、2年後83.8％です。2年間の経過で職員の意識が大きく変わったことがわかります。

　「患者のカルテ閲覧は診療の質を向上させる」の問いに対しては、開始時には賛成が52.1％でしたが、2年後には67.8％に増加しています。賛成と答えた医師は開始時40.0％、2年後59.3％、看護師では開始時57.6％、2年後71.5％です。

　「カルテ閲覧は医療安全を向上させる」の問いに対しては、「そう思う、強くそう思う」との回答が、開始時の58.7％から2年後には74.9％に増加して

います。また、「カルテ閲覧は患者満足度を向上させる」の問いに対しては、「そう思う、強くそう思う」との回答が開始時の 65.5％から 2 年後には 83.9％まで増加しています。

「患者の病期・治療に対する理解が深まる」の問いに対しては、開始時には全体の 58.9％が「そう思う、強くそう思う」と回答しましたが、2 年後には 73.8％に増加しています。「そう思う、強くそう思う」と答えた医師は開始時41.4 ％、2 年後 61.0％、看護師では開始時 66.8％、2 年後 79.45％です。

●入院患者のカルテ閲覧には総論賛成である

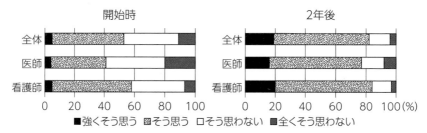

●患者のカルテ閲覧は診療の質を向上させる

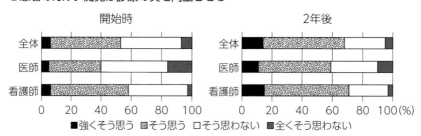

●カルテ閲覧は医療安全を向上させる

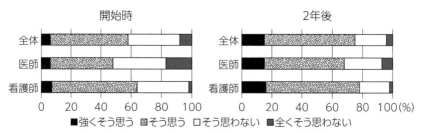

わが国では、診療録記載の内容を患者さんが読むことはこれまで一般的ではありませんでした。そのため、診療録共有を開始した当初は、多くの医療者が不安を感じていました。開始時には回答者の 82.4 ％が「患者のカルテ閲覧には不安がある」と答えていましたが、2 年後には 56.4 ％に低下しています。医師では、開始時に 82.3 ％が不安を感じていましたが、2 年後には 55.6 ％に低下しています。看護師も同様に、開始時には 82.6 ％が不安を感じていましたが、2 年後には 56.8 ％に低下しています。

●患者のカルテ閲覧は患者満足度を向上させる

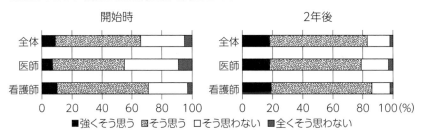

●患者の病気・治療に対する理解が深まる

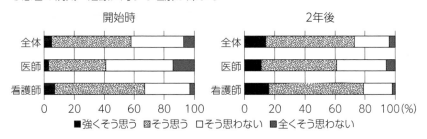

●患者の治療への参加意欲が高まる

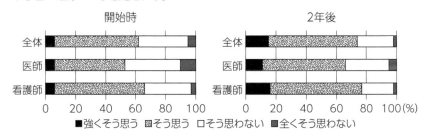

　診療記録記載にあたって患者・家族がカルテを読むことを意識しているかどうかについて尋ねました。開始前に、それまで記載する際に患者・家族が読むことを意識して記載した医師・看護師はわずか43.7％でしたが、診療記録共有が始まった場合、75.8％の医師・看護師は「患者・家族が読むことを意識して記載する」だろうと考えていました。一方、2年後の実態を尋ねると、「患者・家族が読むことを意識して記載する」と答えたのは全体の56.9％にすぎません。診療記録共有が実際に開始されるとともに、当初抱いていた

●患者のカルテ閲覧には不安がある

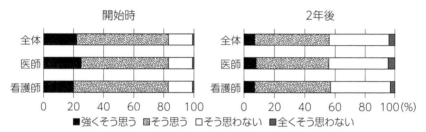

●患者のカルテ閲覧は患者の不安を高める

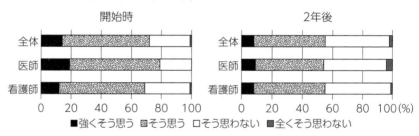

●自分の診療記録記載のスタイルは変わらない
診療記録閲覧制度の前後で、自分の診療記録記載のスタイルは変わっていない

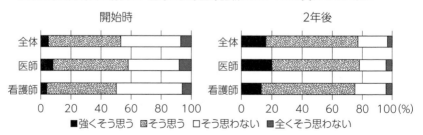

不安が軽減し、特別な意識をもたずに記載していることの反映であればよいですが、患者との診療記録共有の意義が薄れていくのであれば困ります。日常診療での診察記事が、患者・家族も、他の医療者も理解でき、情報共有ができることが理想です。診療記録記載の質が改善しているかどうかの検証も今後必要な課題です。

「OpenNotes®」研究が開始された当初は米国の医師の間でも診療記録共有に議論があったようです。医師に対するアンケート調査では、診療記録共有に賛成する医師は55.5%、混乱を招くと回答した医師が59.5%、「患者は病気をよく理解する」と回答した医師は71.7%であったと報告されています。診察時間が長引いたり、必要以上に患者から質問されたりすることを懸念する医師も多かったようですが、始めてみれば心配されたことの多くは杞憂であって、診察時間に大きな変化はなく、患者さんからのクレーム等もほとんどなかったとのことです[1]。診療記録共有に関するシステマティック・レビューは、医療安全、服薬遵守度、患者と医療者のコミュニケーションの向上につながることが期待されることを示しています[2]。

群馬大学医学部附属病院での診療記録共有システム開始後に、患者さんか

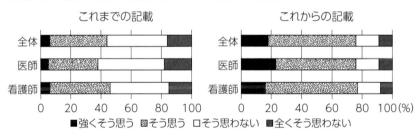

●開始時: 現在、患者・家族が読むことを意識して記載している

これまでの記載　　　これからの記載

■強くそう思う　図そう思う　□そう思わない　■全くそう思わない

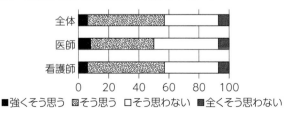

●2年後: 患者・家族が読むことを意識して記載している

■強くそう思う　図そう思う　□そう思わない　■全くそう思わない

らのクレームによって診療に支障がきたした例は一例も報告されていません。日本の医師・看護師を対象にした体系的な調査はありませんが、現時点では、自分が記載したカルテ内容を患者さんが自由に閲覧することについては消極的な医師が多いのではないでしょうか。群馬大学医学部附属病院職員の約半数が総論賛成と答えた背景には、複数回にわたる説明会や、患者参加型医療推進の取り組みによって理解が進んでいるためとも考えられます。一方で開始時には8割の職員が、2年後でも約半数の職員が不安を感じていたのも事実であり、医療従事者の心理的、業務的な負担を増すことなく、カルテ共有を通した患者参加型医療推進の取り組みが重要と考えられます。

## 看護師の意識変化

　患者中心の医療を提供し、群馬大学医学部附属病院の信頼を取り戻すという目標に向かって、さまざまな検討を行い業務改善につなげてきました。そのなかで患者参加型医療への取り組みは大きな課題で、特にインフォームド・コンセント（IC）の充実と診療記録の共有（積極的開示）について力を入れてきました。

　まず患者さんが自身の病気や治療について十分な説明を受け、自らの意思決定で医療に参加できるための効果的なICについて検討をし、看護師の役割とIC同席の重要性の周知徹底を行い同席率の向上に努めました。

　次に病院改革の項目の一つである診療記録の積極的開示については、① 患者さんが疾病と診療の内容を十分に理解し、② 医療の担い手である医療従事者と医療を受ける患者さんとが共同して疾病を克服し、③ 医療従事者と患者さんやその家族とのより良い信頼関係を築くこと、という目的で検討を重ねてきました。これは診療記録を患者さんがリアルタイムで自由に閲覧できるということで、開示の対象には看護記録も含まれています。この試みを開始するにあたり、患者参加型推進WGと医療の質・安全管理部で、医師・看護師にアンケート調査を行いました。その結果からは、医師・看護師ともに国内大学病院としては初めての取り組みだったため、多くの不安が聞かれ、かなりの抵抗感がありました。具体的には、医療従事者の感情的・批判的・主観的な記載があると患者さんが不愉快に思うのではないかといった不安で

す。実際に看護記録を見返してみると「理解力に乏しい」「神経質だ」など医療従事者の主観的な記録も散見されました。そこで、患者参加型推進 WG では「患者さんとの信頼関係醸成のための診療記録の積極的開示」という冊子を作り、全職員に配布し複数回の全体説明会を開催しました。また看護部の記録委員会では学習会や記録監査を行い、診療記録の積極的開示の準備を進めました。

　不安のなか、2019 年 5 月から積極的開示が始まりました。現在、特にトラブルはなく、閲覧した患者さんからのアンケートでは、「先生や看護師さんが自分のことを一生懸命見ていてくれたことが書かれていて感謝だよ」、「説明で聞いたことが全部書いてあった」、「私が言ったことがきちんと書いてあって、みんなで共有していることがわかった」などの評価をいただいています。看護師からは、「患者さんが記録を自由に見ることによって、お互いの信頼関係がさらに強まることも実感できました」、「自分たちが日々書いている記録で、大丈夫！という自信につながっている」などの声が聞かれており、看護師の患者参加型医療への意識も変化してきています。

　今後、患者さんの声を聴きながら、診療記録の積極的開示の充実を目指し、患者参加型医療にさらに取り組んでいきたいと思います。

## ● 共有（閲覧）申し込み件数とアンケート結果

### 申し込み件数

　閲覧申し込み件数は開始から毎月おおむね 50 人程度で推移しており、約 3 年間に 1,600 人程度でした。これは全入院患者の 5％にあたりますが、実際に閲覧された患者さんはこのうち半数程度でした。

### 閲覧した患者さんに対するアンケート

　2 年を過ぎたところで実際に閲覧された患者さんのうち 243 人の方がアンケートに回答して下さっています(回答率 40％)。その結果を下に示します。

　多くの自由記載をいただいていますが、一部をご紹介します（趣旨を変えないように注意しつつ一部改変しています）。

●カルテを閲覧する前の自身の病気・病状への理解はどの程度だったと思いますか？

| | |
|---|---|
| 十分に理解していた | 27 |
| よく理解していた | 123 |
| 少しは理解していた | 81 |
| 理解は不十分だった | 9 |
| 全く理解していなかった | 2 |
| 無回答 | 1 |

●カルテを閲覧した後、自身の病気への理解は変わりましたか？

| | |
|---|---|
| より理解できるようになった | 122 |
| 少しは理解が増した | 93 |
| あまりかわらなかった | 27 |
| かえってわからなくなった | 0 |
| 無回答 | 1 |

●カルテを閲覧する前、医療行為の内容・利点・危険性などについての理解はどの程度だったと思いますか？

| | |
|---|---|
| 十分に理解していた | 37 |
| よく理解していた | 113 |
| 少しは理解していた | 77 |
| 理解は不十分だった | 13 |
| 全く理解していなかった | 1 |
| 無回答 | 2 |

●カルテを閲覧した後、医療行為の内容・利点・危険性などについての理解は変わりましたか？

| | |
|---|---|
| より理解できるようになった | 111 |
| 少しは理解が増した | 82 |
| あまり変わらなかった | 47 |
| かえってわからなくなった | 1 |
| 無回答 | 2 |

JCOPY 498-14834

## ●カルテの記載内容は理解できましたか？

| | |
|---|---|
| ほぼ理解できた | 70 |
| まあ理解できた | 147 |
| あまり理解できなかった | 25 |
| 全く理解できなかった | 0 |
| 無回答 | 1 |

## ●カルテを閲覧して、改めて担当医などに質問したいと思ったことがありましたか？

| | |
|---|---|
| たくさんあった | 1 |
| いくつかあった | 82 |
| ほぼなかった | 120 |
| 全くなかった | 37 |
| 無回答 | 3 |

## ●カルテを閲覧して、不愉快に感じた記載はありましたか？

| | |
|---|---|
| たくさんあった | 0 |
| いくつかあった | 10 |
| ほぼなかった | 78 |
| 全くなかった | 154 |
| 無回答 | 1 |

## ●電子カルテの操作はどうでしたか？

| | |
|---|---|
| 非常に簡単だった | 60 |
| 簡単だった | 139 |
| 少し難しい | 31 |
| 非常に難しい | 3 |
| 無回答 | 11 |

- - - - - - - - - - - - - - - - - - - - - - - - - - - - - - - - - - - - - - - - - - - - - - - - - - -

<肯定的なご意見>

▶ 外来や診察のときに口頭で先生から伺った話を再確認できました。

▶ 病気の経過も時系列を追って把握できるので自分の気持ちの整理にも役立ちました。

▶ 患者それぞれに真摯に向き合って下さった先生方、医療関係者の方々の記

●カルテ共有（閲覧）の仕組みは、患者さんと病院や医療従事者との信頼関係を高めるために有用だと思いますか？

| | |
|---|---|
| とてもそう思う | 155 |
| まあそう思う | 71 |
| あまりそう思わない | 6 |
| 全くそう思わない | 0 |
| わからない | 3 |
| 無回答 | 8 |

●もしももう一度入院することがあったら、カルテ共有（閲覧）を希望しますか？

| | |
|---|---|
| 必ず希望する | 162 |
| まあ希望する | 63 |
| 希望しない | 1 |
| 決して希望しない | 0 |
| わからない | 8 |
| 無回答 | 9 |

●もしも家族や親しい友人が入院したら、カルテ共有（閲覧）の使用を勧めますか？

| | |
|---|---|
| 強く勧める | 71 |
| まあ勧める | 101 |
| 勧めない | 3 |
| 決して勧めない | 0 |
| 相手によっては勧める | 54 |
| わからない | 5 |
| 無回答 | 8 |

---

録の集積に感謝の思いが湧きました。お陰様で希望に満ちた嬉しい退院となりました。

▶血液検査のデータと画像をじっくりみることができ、自分の状態をはっきり把握することができました。

▶離れて暮らす家族にとってどんな治療を受けてるのか、どんな状況なのか知ることができて安心しました。

▶検査、治療の結果だけでなく、医師、看護師との会話で伝えた体調につい

ても細かく記録されていてより安心が増しました。

- ▶ 自分の手術内容や処置記録が詳細にわかるため貴重なツールだと思いました。
- ▶ 自分の話した内容のほとんどが記載してあり、しっかり話を聞いてくれていたのだと実感しました。
- ▶ 自分の病気への理解度がより深まりました。
- ▶ カルテの内容が細かく記入されていてビックリしました。
- ▶ 落ちついた状態でカルテを閲覧できると、当日には咄嗟に思いつかなかった疑問などを、後から確認できるので、良いシステムだと感じました。
- ▶ カルテに書かれている言葉にその日の自分の症状がよく記入されているなぁと感心しました。
- ▶ 自分の想像以上に患者のことを見てくださっている印象をもちました。
- ▶ とても詳しく症状、伝えたことを記載されていて、びっくりしました。ちょっと恥ずかしい部分もありましたが。
- ▶ 自分の受けていた受診の内容や治療などについて、もれなく丁寧に記録に残されていて、とても安心しました。
- ▶ 短時間の診察時の対話だけでは不足がちな患者自身の病気への理解が進み、より積極的に闘病に向かえると思います。
- ▶ 認識のズレをなくすことで、その後の方針などもスムーズに進んでいくと思うので、強く勧めたいと思いました。
- ▶ 診察内容や看護師さんとの会話の内容など、非常に多くの情報が記載されており驚きました。
- ▶ 担当医からの治療方針を再確認でき入院時の不安感が解消しました。
- ▶ 多くの医療関係者が自分の病気の治療のためにいろいろと力になってくれていることが改めてわかり療養のはげみになりました。
- ▶ 外来診療の際、先生は画像診断報告書や血液検査報告書をプリントアウトし、説明して下さいました。医療の現場は大きく変わったのだと感心していた矢先「カルテの共有申込書」です。本当に驚きました。
- ▶ 自覚症状がある状態で病院を受診しても見過ごされ現在に至らざるを得なかったのは、自分の伝え方に問題があったのか、という思いがありました。しかしカルテを見てやはり専門医でなければ判断が難しいものであったと感じました。

## ＜否定的なご意見や不安、今後の希望など＞

▶ 患者にとって知りたくない情報（例えば余命等）も目にしてしまうおそれがあると思いました。

▶ 治療前の説明は十分に説明していただいたと思うが、本人と治療側の見識が多少違っていたので、少し残念でした。

▶ 現状では入院患者さんが閲覧可能となっていますが、通院患者もできるようにして下さい。

▶ 視力が低下しているため、PCの文字を読むのに苦労しました。専門用語や略号が多いため内容がよくわかりませんでした。

▶ 自分は平常心というか、いつも通りのつもりだけど、看る側からの主観で、元気がないと書かれていて、けど、私の普通だから。

▶ 両手が使えないとシフトキーが使えないので、その点配慮をお願いいたします。

　実際に利用される患者さんはさほど多くはないのですが、利用された患者さんの評判が非常によいことをご理解いただけるかと思います。

　「カルテを閲覧した後、自身の病気への理解は変わりましたか？」という質問に対し、88％の患者さんが「より理解できるようになった」あるいは「少しは理解が増した」と回答しています。「患者さんと医療従事者との信頼関係を高めるために有用だと思いますか？」という質問に対しては93％の患者さんから肯定的な回答をいただいています。患者参加型医療の実践における小さな一歩になり、大きな励みになります。

　「カルテの記載内容は理解できましたか？」という質問に対しては89％の患者さんが「ほぼ理解できた」あるいは「まあ理解できた」と回答しています。もちろん本当に誤解なく理解していただいているかを確かめているわけではありませんが、「どうせ見たってわからない」ということでは必ずしもないといえそうです。

　一方で問題点があることもわかってきました。予想されていたとはいえ、電子カルテの操作は必ずしもすべての患者さんにとって容易ではないようです。現在使用しているシステムは、みなさんに利用しやすいように十分な工夫がされているとは言い難いので、さらなる改良が必要でしょう。

また、「カルテを閲覧して、不愉快に感じた記載はありましたか？」という質問に対して、96％の方が「ほぼなかった」あるいは「全くなかった」と回答していますが、一部の方で「いくつかあった」と回答しています。その内容について調査することはできませんが、やや気になります。

## ・入院患者さんに対するアンケート

　群馬大学医学部附属病院ではすべての入院患者を対象に退院時アンケートを実施しています。2021年12月のアンケートから診療記録の閲覧についての結果を紹介します。

　先に述べたように、閲覧を希望される患者さんは全体の5％程度でしたが、閲覧しなかった理由として最も多かったのは「十分な説明があったから」というものでした。これは喜ぶべきことなのかもしれません。「時間がなかったから」という回答もありましたが、最近は入院期間が短く、見る間もなく退

● 入院患者さんに対するアンケートの結果

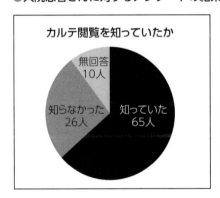

| カルテ閲覧をしなかった理由 | |
|---|---|
| 十分な説明があったから | 32 |
| 見ても分からないから | 10 |
| 時間がなかったから | 11 |
| その他 | 3 |
| 無記載 | 2 |
| 合計 | 58 |

院ということが少なくないようです。退院後や外来でも閲覧できる仕組みがあればよいのですが、セキュリティーの問題など容易でなく、今後の課題としたいと思います。

## まとめ ▶▶▶

▶ **1.** 群馬大学医学部附属病院では診療記録共有開始時の2019年と、2年後の2021年に医師・看護師を対象としたアンケート調査を実施しました。

▶ **2.** 「入院患者のカルテ閲覧には総論賛成」と回答したのは開始時には52%でしたが、2年後には82%に増加しています。同様に、「患者のカルテ閲覧は診療の質を向上させる」と回答した職員は、開始時は52%、2年後は68%に増加しています。

▶ **3.** 開始時には回答者の82%が「患者のカルテ閲覧に不安がある」と答えていましたが、2年後には56%に低下しました。

▶ **4.** 看護部では記録委員会が中心となり、看護記録に関する学習会や記録監査を行い診療録の積極的開示の準備を進めてきました。

▶ **5.** 閲覧を申し込んだ患者さんは全入院患者の5%、実際に閲覧された方はその半数にすぎませんが、多くの患者さんがカルテ閲覧によって自身の病気や医療行為の利点・危険性についての理解が増したと答えています。また、大多数の患者さんは患者・医療者の信頼関係を高めるために有用と感じていました。

■文献

1) Walker J, Leveille SG, Ngo L, et al. Inviting patients to read their doctors' notes: patients and doctors look ahead. Ann Intern Med. 2011; 155: 811-9.
2) Dendere R, Slade C, Burton-Jones A, et al. Patient portals facilitating engagement with inpatient electronic medical records: a systematic review. J Med Internet Res. 2019; 21: e12779.

〈小松康宏　塚越聖子　対馬義人〉

# あとがき

　本書では、患者参加型医療の基本的概念から、その重要な一部分である診療記録の共有（積極的開示）について説明しました。診療記録のすべてを患者さんに公開するなどということは、かつてはかなり想像しにくいことでした。医療従事者の反発も多く、戦々恐々と始めたというのが本当のところです。しかし始めてみれば患者さんの評判は非常によく、またトラブルらしいトラブルも生じていません。今ではあの心配は何だったのだろうと思います。

　ただ、私たちも道半ばと思っていますし、なによりも本書の内容は群馬大学医学部附属病院における限られた経験によるものです。多くの異論、反論があって当然でしょう。大いに議論が必要です。同様に実行してもどこの施設でも全く同様にうまくいくという確証があるわけではありません。それぞれの施設の特性や哲学に従って独自の工夫が必要になってくるものと想像します。さまざまな施設でさまざまな試みがなされることによって、次第に標準的な方法が確立されていくのではないかと思います。

　厚生労働省では、PHR（Personal Health Record）の推進について検討されています（https://www.mhlw.go.jp/stf/shingi/other-kenkou_520716_00001.html）。これは生涯型電子カルテともいうべきもので、国民・患者の健康に関する情報を集約し、その情報を本人自身がアクセス可能とするものです。まずは検診のデータの活用が試みられるようです。これまでは個々の医療機関のなかで医療に関する記録が独立して保存されていましたが、それらを国民・患者単位で集約するとすれば、記録開示の仕組みも変わってくるでしょう。フィンランドでは最近、国家規模の診療記録の集約化が実現しています（Kanta Service; https://www.kanta.fi/en/citizens）。

　IT技術の発展によって、患者参加型医療という考え方を具現化することが可能な時代となっています。患者さんと医療従事者のいずれもが納得できる形で日本の医療が発展することを願っています。

# 付録

　ここに掲載するのは、群馬大学医学部附属病院の腹腔鏡事故を受けて事故調査委員会からいただいた報告書から、5章の「再発防止に向けた提言」の部分です。今回の事故に限定されない、これからの医療に必要とされる普遍的な在り方について述べられていると言えると思います。患者参加型医療については、「(7) 患者参加の促進」(121 頁に掲載) にあります。

　群馬大学医学部附属病院ではここに挙げられている内容をおおむね実現していると自負しており、現在ではそのさらなる発展に取り組んでいるところです。ぜひとも一読いただきたいと思います。

　全文は群馬大学の HP からダウンロードできます (https://www.gunma-u.ac.jp/outline/hospital/g7901)。

---------------------------------------------------------------

## 5 章　再発防止に向けた提言

　群大病院全体の構造から、旧第二外科、肝胆膵外科担当、個別事例の問題点という順に、死亡 18 事例についての検証を行ってきた。その結果、長年にわたり死亡事例が続発していたにもかかわらず、それが見過ごされ、対応されてこなかった種々の要因が明らかになった。

　群大病院旧第二外科の肝胆膵外科担当は、脆弱かつ孤立した陣容で、連日深夜におよぶ過酷な勤務環境の中、手術や術後管理にあたっていた。人員確保や指導体制、手術適応を検討する体制などが不十分なまま、高難度の外科治療が導入されていった。術前に患者の自己決定権を尊重した十分な説明や熟慮期間は確保できておらず、患者本位の医療とは言い難い状況が生じていた。また、医療安全管理部門に報告すべきことは何か、何らかの懸念が生じた際には何をなすべきか、死亡例が続発したときにはどのような検証を行うべきかが、曖昧にされたまま、医師達は、多忙な日常診療に追われ、病状悪化時の説明や、診療録への記載も不十分となっていた。そのような状況を長期間許していた旧第二外科の管理体制にも、問題があった。

　また、群大病院は、長年にわたって、特定機能病院として地域住民から「最後の砦」とされてきたが、専門性を同じくする二つの診療科が併存することから生じる弊害を改善できなかった。さらに、安全性が確認されていない診療を行う際の倫理審査や手続きが徹底されていない、インフォームド・コンセントを管理する体制が

整っていない、重大事例の報告システムの重要性が周知徹底されていない、など、先進的な医療を実施する上で基盤となる仕組みや機能が不十分であったにもかかわらず、手術数の拡大を院是とし、高度医療を推進していった。その結果、旧第二外科肝胆膵担当という院内の最小診療単位（マイクロシステム）に発生していた重大かつ深刻な問題を、長期にわたって把握することができず、手術死亡の続発にも対処することができなかった。本事案の背景には、患者中心の医療とは大きく乖離した診療・学術における旧弊が存在し、病院全体としてのクリニカル・ガバナンス（医療組織を、医療の質と安全で規律づけて、診療を統治する仕組み）に不備があったと指摘せざるを得ない。

　日本外科学会報告書には、専門外科の医学的検証に基づいて、消化器外科診療ならびに群大病院の患者安全と医療の質向上を目指して、さらに、地域および医学の発展に寄与することを期待して、6点の提言が記載されている。本委員会では、これらの提言も参考にして、今後同じような事態を二度と繰り返さないため、群馬大学及び群大病院として、取り組むべき事柄について (1) 診療、(2) 倫理、(3) 医療安全、(4) 教育、(5) 労務管理、(6) 日常的な診療の質評価への取り組み、(7) 患者参画の促進、(8) 今後の改革に向けた組織体制、の観点から各項目において提言を行う。また、外部機関に向けての提言を (9) に付記した。

## (1) 診　療

　群大病院で提供される医療は、各診療科が個別に提供するものではなく、群大病院全体として質を担保するべきであり、「一診療科の患者さんではなく、群大病院の患者さんである」ことを、職員全員が認識して真のチーム医療を推進することが求められている。その実現には、以下のような改善を行う必要がある。

### 1）病院内の最小診療単位（マイクロシステム）の機能評価と適切な管理

　病院組織は、おおまかに外科系、内科系などに分かれ、さらに各診療科、臓器別の専門等へと細分化され、それぞれの最小単位のシステム（マイクロシステム）が有機的につながって全体を構成している。そうした最小単位のシステムが適切に機能しているかどうかを評価する指標としては、例えば、チームは適切な陣容と構成であるか、適切なレベルの補完的技能が備わっているか、共有された目標があり構成員全員がそれを理解しているか、構成員間に相互の敬意と信頼があるか、互いに効果的にコミュニケーションをとっているか、などがある。診療科の管理者は、科内で上記の基準を常に意識して、最小単位の診療システムがよく機能しているかを上記の指標を用いてチェックし、体制を改善していくことが求め

られる。それを行っていくためには、常に組織的な学習を行っている、エラーを論じる透明性がある、同僚評価ためのツールがあるなどの文化（風土）が必要であり、管理者としては、こうした文化（風土）を醸成していく不断の努力が求められる。

## 2）旧第一外科、旧第二外科の統合

　群大病院には、かつて第一外科、第二外科が存在していた。そのこと自体が問題ではないが、それぞれに同じ肝胆膵外科を専門とする医師がいながら、両科の間に壁があり、互いに協力したり、同僚評価をして医療の質を高めたりする体制にはなっていなかった。人数も細分化によって少なくなっていた。

　群大病院では 2015 年 4 月から、2 つの外科を外科診療センターとして統一した。現在では新しいセンター長のもと、合同カンファレンスを行い、協力して手術を行うなど、両科の壁をできるだけ低くするための努力が進められている。ただし、教育母体である大学院医学系研究科の体制の改編はまだ行われておらず、医師派遣先の関連病院間の人事交流も実現してしない。今後は両科の壁をより積極的に解消し、どの患者に対しても均質で安全な医療を提供できるよう、さらに改善していく必要がある。

## 3）手術部・ICU 管理体制
### ① 手術部管理体制

　本件においては、群大病院の手術件数が、病院の規模に比して限界に近づくほど増加していたことが背景にあった。病院として、手術件数の増加のみを評価指標とするような姿勢は、強く戒められるべきである。病院幹部においても、手術の件数のみをもって、診療科に対する評価がなされるようなことはあってはならない。

　診療科長は、人員に見合った手術件数に調整を行い、チームとして手術や術後管理が十分に行える体制を確保することが必要である。

　手術部長は全科を見渡して、件数や手術時間等を管理する責任がある。そのために、手術部を利用するすべての診療科は、手術部の運営に協力しなければならない。

　死亡 18 事例においては、医師が複数の手術と術後管理を並行して行う中で、対応が不十分となった事例があったが、群大病院ではすでに消化管外科の手術枠を、臓器別の体制として旧第一外科、旧第二外科を問わず、協力して手術及び術後管理を行う体制に変更している。今後はさらに、より安全で無理のない手術体

制をとっていく必要がある。

② ICU 管理体制

　肝胆膵外科に限らず、重症患者や手術後の管理を行う上で、ICU 病床数を大幅に増加することが求められる。すでに 2014 年 8 月より群大病院 ICU は 17 床に増床しており、医師及び看護体制も整えられている。こうした現状にあわせて、ICU の入退室基準が正常に運用されるよう求める。

## 4）主治医制からチーム管理体制への移行

　本件では、旧第二外科肝胆膵外科担当で主治医制がとられていたことにより、手術適応の判断や術後管理が不十分となった事例があった。こうした弊害を防ぐために、主治医制ではなく、複数の医師によるチーム管理体制をとるよう提言する。医師の診療指針を作成し「チームとしての意思決定が、医療の質と安全を高めるのに不可欠であり、単独での入院診療は原則として認めない」ことを明記すべきである。

　また、病棟における回診についても、医療の専門が細分化していること、平均入院期間が短縮していることによって、一人の教授が週 1 回の回診を行う意義が薄れている。そこで、チームとしての回診を週 2〜3 回実施して、その都度の診療方針を確認・修正し、診療録に記載することが必要である。患者にとっても複数の医師と顔が見える関係を築いておくことで、安心して医療が受けられる環境になる。

## 5）手術適応判断の厳格化

　本件では、一人の担当医が中心となって手術適応が決められ、それが旧第二外科の症例検討会で形式的に承認されていた事例もみうけられた。今後、以下のようなルールを作り、原則、手術を実施する前には 2 度の検討会を経ることを提案する。

　院外の医療機関からの紹介があれば、まず外来初診時に、「診療科内の担当チームにより治療方針を検討する」ことを患者に伝え、担当医一人の判断で直ちには手術適応とはしないこと、手術予定を組まないことを徹底する。外来担当医は、次の受診日までに、手術適応の判断を含め、治療方針について、定期の外科症例検討会に諮ることを原則とする。

　院内紹介の場合は、内科・外科合同症例検討会に諮り、手術適応を含めた治療方針について検討する。その検討会において手術適応と判断した場合に初めて、内科医は、検討結果を患者に説明し、正式に外科に紹介する。

　いずれの場合も、外科の外来では、症例検討会の検討結果を患者に説明し、事前に院内で承認された説明文書を用いて、他に取りうる治療法や手術のリスク等についてわかりやすく説明した上で、例えば説明文書を持ち帰ってもらうなど適切な熟慮期間を確保する。

　さらに、入院後に、執刀医が最終的な手術適応の判断を行うための症例検討会にかけたうえで、患者には再度手術内容について詳しく説明し、最終的な意思を確認して同意書を作成する。

　特にリスクの高い手術については、新たに、関連診療科（麻酔科蘇生科など）を含めた合同症例検討会を適宜開催し、リスクが現実化したときに備え、術中・術後の病院全体のバックアップ体制を確実にするよう提言する。

　また、これらの検討会の記録は診療録に残されるべきである。その際には、統一した様式の「カンファレンスシート」を作成し、診療録に取り込む。これに合わせて、術前の検査結果、画像診断データなどに加え、さらに手術成績、術後の経過に関するカンファレンス記録等（後述する8）① の合併症規準の記録も含む）を蓄積したデータベースを作成しておけば、より厳格で適切な手術適応の決定に役立つ貴重な資料となる。

## 6）インフォームド・コンセント

　本件において、担当医は手術について十分に説明して、インフォームド・コンセントを得たと認識していた。しかし、患者にとって自己決定のために必要な情報、たとえば手術以外の治療法との比較やリスクに関する情報は十分に伝わっていなかった。また、説明が手術の前日や前々日に行われるなど、患者が熟慮するための時間は確保されていなかった。こうした医師と患者の間の認識のギャップを解消するために、院内で適切なインフォームド・コンセントのための情報提供が行われるようにする必要がある。

### ① インフォームド・コンセント文書の定型化と承認

　比較的頻度の高い術式や治療法について、あらかじめインフォームド・コンセントを得るための説明を定型化し、治療前に最低限伝えるべきリスク情報の基準の明確化や具体的例示なども行うべきであり、それを病院として支援するため、インフォームド・コンセント文書のひな型を作成しておくべきである。

　群大病院では、死亡18事例の発覚後に、全診療科でインフォームド・コンセント文書のひな型となる「統一説明同意文書」作りに着手し、すでに臨床倫理委員会専門委員会が約650例を承認している。今後もさらに例数を増やし、内容のブラッシュアップも継続していかなければならない。

② インフォームド・コンセントチェックシートの導入

　医療者側からの情報提供の質と量が、その患者の自己決定のために十分であったかどうかについて、医師は常に配慮していく必要がある。そのため、医療者側からの情報提供の質と量を患者に評価してもらうシステムの導入も効果的である。例えば添付資料（79頁）（編注：本書では省略）に示したように「インフォームド・コンセントのための情報提供の質と量に関するチェックシート」を作成し、診療科ごとの集計を行い定期的に院内で発表するなどの対応が考えられる。

　こうした活動は、新たに設けるインフォームド・コンセントの管理部門が行うこととし、この管理部門では、診療情報管理士などが「院内統一説明同意文書」が適切に使われているか定期的にサンプル調査し、病院長や診療科長、臨床倫理委員会専門委員会等にフィードバックするといった日常的な活動も必要である。

③ 外来におけるインフォームド・コンセントの充実と熟慮期間の確保

　入院期間の短縮によって、手術のための入院が手術前日や前々日になっているのが現状である。このため、患者が自己決定をするために十分な熟慮期間を確保する意味で、情報提供を行うにふさわしいタイミングは、入院前の外来ということになる。手術を受けるか受けないのかまだ後戻りできる時期に、医師は他の治療方法との利害得失やリスク情報等についてもよく説明し、十分な熟慮期間を経て方針が決まるといったようにしなければならない。病院は、そのための時間や場所の確保に努めるべきである。

## 7）診療録記載の充実と点検

　すべての医師は、診療録の記載は単なる記録という位置づけではなく、診療の質を向上させるための重要な業務であることを強く認識すべきである。診療行為を行った医師は、その行為内容と判断過程を迅速に記載し、診療プロセスが点検されうる状況を確保しておかねばならない。チーム内の医師は記載の迅速性や質をチェックして、問題がある場合には記載者に是正を求めなければならない。また、診療科間においても相互に改善点を指摘しあうことが求められる。

## 8）合併症の評価と死亡・合併症症例検討会（M&M カンファレンス）の定期的開催

① 外科的介入を行った症例は合併症規準により記載する

　本件においては、一人の担当医が重大な術後合併症に対応（ICU 収容を含め）していたが、その重大性についての評価は診療科内や ICU では行われず、合併症症例検討会も開催されていなかった。

　外科手術の合併症の発生状況を客観的に把握することは、患者の適切な術後管理に不可欠である。現在、日本臨床腫瘍グループ（JCOG）が「JCOG術後合併症規準（Clavien-Dindo分類）」を公開している（下表参照）。これを用いて、個々の症例の合併症の程度を評価し、日々の診療に活かすことが必要である。

　また、このようなデータを集積することにより、手術の質の向上を図り、再発防止につなげることが可能となる。例えば、肝切除術にこの分類を使うことにより、群大病院での術式（切除範囲や適応等）ごとの合併症の発生率が明らかになり、その結果、安全に手術を行うための術式や適応等を再検討する重要な指標を得ることができる。

　そのためには、本分類による合併症のグレード等を診療記録や保管する手術症例サマリーに記載する欄を設け、様式を統一することが望ましい。こういった取り組みは、消化器外科に限らず、外科系の全症例について行うことを推奨する。

② 死亡・合併症症例検討会（M&Mカンファレンス）

　死亡事例だけでなく、死亡に至らない有害事象の発生原因を探ることも重要である。このため、院内で当該診療科に加えて、他科や他職種が参加できるM&M

## JCOG術後合併症規準（Clavien-Dindo分類）gradingの原則

Grade I: 正常な術後経過からの逸脱で、薬物療法、または外科的治療、内視鏡的治療、IVR治療を要さないもの。ただし、制吐剤、解熱剤、鎮痛剤、利尿剤による治療、電解質補充、理学療法は必要とする治療には含めない（これらが必要と判断されたり行われたりしていてもGrade Iとする）。また、ベッドサイドでの創感染の開放はGrade Iとする。

Grade II: 制吐剤、解熱剤、鎮痛剤、利尿剤以外の薬物療法を要する。輸血および中心静脈栄養を要する場合を含む。

Grade III: 外科的治療、内視鏡的治療、IVR治療を要する。

　Grade IIIa: 全身麻酔を要さない治療

　Grade IIIb: 全身麻酔下での治療

Grade IV: IC/ICU管理を要する、生命を脅かす合併症（中枢神経系の合併症*を含む）

　Grade IVa: 単一の臓器不全（透析を含む）

　Grade IVb: 臓器不全

Grade V: 患者の死亡

Suffix "d": 患者の退院時にも合併症が持続していた場合、接尾辞 "-d"（"disability"）を、該当する合併症のGradeに付加する。想定される退院時の状況を「例」として示した。

*脳出血、脳梗塞、くも膜下出血、ただし一過性脳虚血性発作は除く

IC: intermediate（準集中治療室）、ICU: intensive care unit（集中治療室）

例: 心臓: 心筋梗塞後の心不全（IVa-d）、呼吸器: 胸腔ドレーン挿入後の高度出血に対する肺全摘後の呼吸困難（IIIb-d）、神経: 片麻痺を伴う脳梗塞（IVa-d）、消化器: S状結腸切除後の膿瘍に対する手術後の便失禁の残存（IIIb-d）、腎: 多臓器不全を伴う敗血症後に残存する腎不全（IVa-d）、その他: 甲状腺手術後の嗄声（I-d）

カンファレンスを定期的に開催することが求められる。こうした取り組みは自主的な診療内容の点検である。

　群大病院においては、すでに 2015 年 4 月より死亡症例検証委員会を設置し、すべての診療科に対して、死亡症例検討記録の提出を求めるようになった。その結果、各診療科において死亡症例検討会の開催が増える傾向にある。今後は各診療科において、より積極的に上記の合併症規準も活用して、死亡症例と重篤な合併症例については漏れなく M&M カンファレンスで検討を行うことを求める。

　また、質の高い検討を行うために、対象事例に関連する外部の専門家に参加を依頼して M&M カンファレンスを実施することも有用であろう。同カンファレンスの詳細な記録を残すことで、再発防止につなげるようにしなければならない。

③ 死因究明と病理解剖の推進

　本件死亡 18 事例において、病理解剖が実施された事例はなかった。遺族のヒアリングにおいても、多くの遺族が「解剖を勧められた記憶がない」と述べており、「このようなケースでは普通は解剖しない、と言われた」と述べた遺族もいた。

　死に直面した遺族に対し、病理解剖を勧めるのは、遺族感情を考えると難しいところもある。しかし、予定手術後に早期に死亡した事例については、死亡に至った経過を判っている範囲で、誠実に遺族に伝えるととともに、死因の特定や他病変の有無の確認などのために病理解剖が必要があることを説明し、承諾を得る努力をすべきである。

　身内の死という悲しみの中にある遺族に対し、十分に病理解剖の必要性を説くことができるよう準備しておく必要がある。

　また、平素から病院では、病理解剖の医学的な有用性を患者家族が理解できるようパンフレット等で啓発活動をする事も大切である。死後の画像診断（Autopsy Imaging: Ai）についても、随時対応できるように整備しておく必要がある。

　なお、病理解剖事例は、臨床・病理症例検討会（CPC）が定期的に公開開催されてきたが、担当部署のみでなく、研修医等も含めより多くの医療者が参加しやすいように工夫し、詳細な記録を残すべきである。


9）高難度手術導入における技量評価と管理

　高難度手術に求められる手術の技量（テクニカルスキル）は、言うまでもなく、患者の転帰を左右する極めて重要な因子である。本件では腹腔鏡下肝切除術において、導入直後の死亡率が高く、典型的なラーニングカーブが発生しており、指導体制や管理体制に問題があった可能性が指摘された。

① 高難度手術導入時の指導体制

　すべての臨床医は、高難度手術の初めての施術の際には、専門知識と技量を獲得し経験が蓄積できるまで、規程の件数を助手として務め、その後も十分な技能と判断されるまで上級医によって直接、監督されなくてはならない。

② 高難度手術導入時における術者の技量評価体制の確保

　高難度手術を導入するにあたって、群大病院として、技能訓練ができるユニットを整備し、特に新しいテクニックについては、有効な訓練方法を開発し、トレーニングを重ねる必要がある。この領域に関する院内外の専門医により、外科医の技能レベルを判断する方法やテストプログラムを定め、一定以上のレベルに達していなければ手術をさせないというルールを作るべきである。

③ 高難度手術における手術動画の保存と外部専門家による評価体制

　高難度手術においては、手術動画を収録し保存することを推進する必要がある。無編集の動画を外部の専門家から評価してもらい、改善点や技量不足の点について指摘を受けることで技術の向上につなげることができる。

　前述の合併症規準で術後2週間以内にGrade III以上に該当する症例については、手術動画（音声付）を保存しておき、必要に応じて術中の操作を検証し技量を評価する。その場合において、問題があると判断されたときには、手術継続の可否を含めて医療業務安全管理委員会にて検討する。

④ ノンテクニカルスキル・トレーニングの導入

　一般に手術では、執刀医のテクニカルスキルに注目が集中しがちであるが、手術チームの編成、チームワークも同様に重要であり、すべてのメンバーにはノンテクニカルスキルのレベルアップがなければ、手術中の患者安全は徹底できない。次頁には、英国で提唱されている「手術安全モデル」の図を改変し引用した。本委員会の調査でも不備が明らかとなったマネジメント、組織的手続き、安全文化は、潜在条件として記載されている。次に、執刀医のテクニカルスキルに加えて、ノンテクニカルスキルには、状況認識、意思決定、コミュニケーションとチームワーク、リーダーシップ、ストレス管理、疲労管理などが列挙されている。外科医個人とチームのパフォーマンスについては、種々のプラスとマイナス要因が術中に発生して、手術の結果（患者の転帰だけではない）につながることが、明解に図示されている。

　群大病院においては、手術の結果に記された4つの観点からのフィードバック学習が適切に機能するように、組織の潜在条件、各個人のテクニカルスキルならびにノンテクニカルスキルを評価できる人材の育成と、その教育環境を整えることを提案する。

JCOPY 498-14834

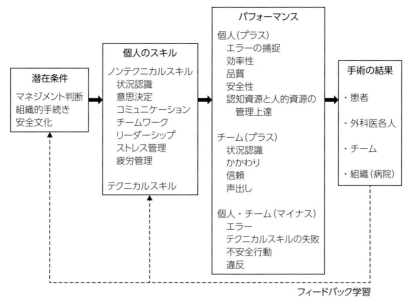

Flin and Yule 2007, "Surgical Safety Model"
現場安全の技術—ノンテクニカルスキル・ガイドブック　図 11.3 より引用作成

## (2) 倫　理

　群大病院の倫理審査体制や校費負担手続きは、適正ではなかった。また、安全性が確認されていない保険外診療行為については、3 章（4)-5（編注：本書では省略）に記載した（ア）～（エ）の倫理的手続きを行う必要があったが、これらは不十分であった。また、学術活動における倫理審査も不適切であった。

### 1）倫理審査体制の適正化

　群大病院における既存の臨床試験審査委員会や臨床倫理委員会では、安全性が確認されていない医療行為の審査を対象としてこなかった現状があった。3 章（4)-5（編注：本書では省略）で述べたように、安全性の確認されていない医療行為は、倫理審査を経ずにこれを行ってはならない。

　群大病院では 2014 年 12 月に臨床試験審査委員会の規程を変更し、保険適用外の診療行為にかかわる研究の実施に関しても対象とすることを盛り込み、倫理的、科学的観点からの審議を行うこととした。また、研究外として行われる安全性や有効性が確認されていない治療行為については、臨床倫理委員会の下に専門委員会を設置して審査を行う体制とし、すでに実績が積まれている。

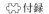

今後、群大病院は、これらの仕組みをすべての研究及び臨床に関わる職員に周知徹底することが必要である。同時に、各委員会における人員の確保、事務局体制の強化とともに、審議の質を担保するため、たとえば審議内容の標準化や、構成メンバーに対する教育、研修も行っていかなければならない。

## 2) 校費（現 先進的医療開発等経費）負担手続きの適正化

A医師が行った腹腔鏡下肝切除術のうち17例は校費負担で行われていた。その承認手続きにおいて、倫理審査が必要条件として求められていなかったという制度上の不備があった。これに対して、群大病院では2016年3月に規定の改正が行われ、侵襲的な保険適用外医療行為については校費（現先進的医療開発等経費）申請前に倫理審査を受けることが義務付けられた。群大病院は、この仕組みの重要性について、研究、臨床に携わる全職員に周知徹底する必要がある。

## 3) 保険適用外診療における倫理的手続きの周知

保険適用外の医療行為や添付文書に認められていない医療行為など、安全性または有効性の確認されていない医療行為については、上記の審査を経るとともに、3章（4）-5）（編注: 本書では省略）にあるように患者への適切な説明と患者による選択、モニタリング、診療録への記載が重要となる。これらの手続きによってようやく、そうした医療行為が許されるということについて、全職員が十分理解し、実行することが必要である。そのための院内での啓発、教育が求められるとともに、ルールが遵守されているかどうかのチェックシステムの構築も必要である。

群大病院では毎年職員教育を行ってきているが、今後は講習を定期的に繰り返し、新人や新規採用者等についても教育の充実を図らなければならない。

## 4) 学術活動における倫理審査の適正化

すでに、多くの学会や学術雑誌等の投稿規定に定められているように、安全性、有効性が確立していない医療行為をもとにした研究発表を行う場合には、倫理申請が不可欠である。研究、臨床に関わる全職員は、このことを再度、認識する必要がある。

## 5) 論文作成に関わる研究倫理の適正化

本件では、事実に反するデータに基づいた学術論文が投稿、掲載され、それが旧第二外科における腹腔鏡下肝切除術の成績に対する誤解を与えていた。また、

本来、倫理審査の必要な研究に関する論文が実際には倫理審査を経ずに投稿、掲載されていた。群馬大学はこれらの事実を研究機関としての信頼性に関わる重大な問題と受け止め、事実関係の検証を行うとともに、再発防止のためのチェック体制と研究倫理教育の強化を行うべきである。

## (3) 医療安全

今回の事案は、従来のインシデント報告システム、バリアンス報告システム、重大医療事故報告体制など、医療者の主観に左右されうる自主報告体制のみでは、「保険適用外診療における死亡の続発」といった重大なできごとを早期に把握し、是正することは困難である、という事実をあらためて示したといえる。

医療は基本的に国民保険で運用されている。医療機関における重大事故の発生頻度の把握は、疫学的に重要な意味を持つのみならず、患者、市民への公的な情報提供という観点からも不可欠な取り組みである。また、事故死の絶対数の把握がなければ、対策や改善の効果を測ることはできない。まずは重大事故の絶対数を把握することに医療機関は注力すべきである。この点において、これまでの医療界の取り組みは不十分であったと指摘せざるを得ない。

### 1）医療者の主観に依存しない重大事故報告システムの導入

医療機関は、重大な医療事故の発生を遺漏なく把握することに注力すべきである。今後は、従来の報告システム（インシデント報告システム・バリアンス報告システム等）による自主報告の文化を育む一方で、その限界を踏まえ、全死亡事例を安全管理部門に報告するといった、医療者の主観や自主性に左右されない機械的な重大事故の把握体制を、確立する必要がある。また、恒常的に診療の質を監視し、水準から逸脱した場合に介入、是正するといった仕組みが日本の医療現場に乏しいことも課題として挙げられた。

群大病院は、2015 年 11 月、全国の国立大学病院に先駆け、全死亡例の即時報告制度を導入した。さらに、バリアンス報告基準の改定、医療安全管理部門と各部署との情報共有の強化、死亡症例に加えて ICU 収容患者の全例チェック、予定入院期間より延長している患者のチェックといった能動的事例把握体制を強化した結果、本件発覚前に比し医師からのバリアンス報告数は著増した。今後、群大病院はこの状態を維持するとともに、全死亡例の中にどれだけ重大な医療事故が含まれるかを把握して、対策や改善の効果を測定し、院内外に発信するよう提言する。さらに、死亡事例のみならず、重篤な後遺障害を伴った事例等についても、同様の取り組みを行うよう提言する。

## 2) 医療安全管理部門の体制と権限の強化

　群大病院は、我が国で最も充実した医療安全管理体制を有する医療機関の一つとなり、今後長期にわたってそれが維持されなければならない。そのために、群大病院の医療安全管理部門を全部門の上位に位置づけ、医療安全管理の経験と専門性を有する医師を専従部長（医療安全担当副病院長）とし、病院長直轄の独立した介入権限を付与することを提言する。さらに、同部長を、人事、経営、運営などを決定する病院の最高意思決定会議に恒常的に参加させるよう提言する。

　看護師 GRM においては、他部門からの制約を受けず、また看護部門からも独立して、組織横断的に介入できる権限をすでに付与されているのであるから、その権限を十分に行使できる体制を確立すべきである。そのため、病院長は、看護師 GRM を医療の質・安全管理部副部長に任命し、その権限について職員に周知徹底することを提案する。また看護師 GRM については、医療安全管理について十分な教育や研修を受けた者の中から、安全管理部長と看護部で協議して適切な人材を選出するとともに、計画的な人材育成を行っていかなければならない。

　2016 年 4 月、群大病院は医療の質・安全管理部門を診療支援部門の一つという位置づけから、病院長直属の組織へと変更した。これが形式的なものではなく、実効性を伴う変更となるよう、病院執行部全体の支援が必要である。

## 3) 各部門リスクマネージャーの権限、役割の明確化と「要綱」の策定

　事故当時、医療安全管理部門が周知したはずのルールは、「真剣に取り組むべきこと」として各診療科に浸透していなかった。例えば、旧第二外科におけるインシデント報告数は乏しく、バリアンス報告制度も機能していなかった。また、診療科の安全担当（部門リスクマネージャー）でありながら医療安全の会議に参加しない、参加できない、といったことが常態化するなど、不適切な状況が続いていた。また、麻酔科蘇生科や ICU の医師らは、バリアンス報告は当該の診療科が行うものと考えていた。

　医師集団の中には、集団としての安全行動に価値を見出せずに、非協力的、あるいは無関心な態度で、ルールを遵守しようとしないものが、残念ながら一定数存在する。これは多くの医療機関が長年直面している課題ともいえる。

　この点においては、ただ単に安全管理部門の体制や権限を強化すればよいというものではない。なぜ集団としての安全行動が必要なのか、論理性や定量性を以て説明し、医療安全管理部門からのガバナンスを医局員の末端に至るまで浸透させ、モニターするといった一連の取り組みが必要となる。そのためには医療安全部門の情報発信のあり方を工夫するとともに、部門リスクマネージャーの協力体

制を強化する必要がある。そこで部門リスクマネージャーの権限を明確に謳った「部門リスクマネージャー要綱」を新たに策定することを提言する。要綱の中に、部門リスクマネージャーの位置づけ、役割、モニタリングの仕組みなどを定めるとともに、会議に参加できない場合は代理出席を義務とする、機能しない部門リスクマネージャーを交代させる、といった取り決めを盛り込むことを提言する。

## 4）診療科間の症例検討会の相互チェック

　それぞれの診療科の症例検討会（カンファレンス）に、他科の医師1〜2名が参加することを提案する。こうした取り組みを年2〜4回実施し、定着するように病院が支援する。外科系、内科系に分けてもよいが、例えば、消化器内科が消化器外科、心臓血管外科が循環器内科（その反対も）でもよい。もちろん、呼吸器内科が泌尿器科をチェックするなど、関連のない診療科間でもよい。相互チェックの異なる効果があるはずである。カンファレンスの内容や参加者の記録が適切に残されているかなど、診療最小単位の実態を同僚評価するのが目的である。そのほか、カンファレンスに提示された症例の治療適応の判断やインフォームド・コンセントが適切に行われているか、また、日常の診療記録が適切に記載されているかなどについて、客観的に評価する。さらに、1週間のすべてのインフォームド・コンセントの書類をチェックする。

　これらは、費用はほとんど発生しない『専門医のポリクリ（医学部生の臨床実習）版』であり、各科の診療プロセスを評価して問題点の抽出と改善につながることが期待される。

## 5）医療安全管理部門による巡視体制とチーム間相互チェックの強化

　医療安全管理部門は院内巡視の場で、報告されるべき重要案件が適切に報告されているかどうかを確認する。具体的にはバリアンス報告制度に則って、報告がなされているかどうか、点検する。そのほか、診療行為において懸念事項がないか、インフォームド・コンセントは適切に行われているかなど、レポーティングシステムのみでは把握しにくい現場の声を拾い上げ、迅速な対応を行うよう提言する。

　また、職種横断的なチーム同士による、定期的な相互チェックを行うことを提言する。

## 6）院内事故調査の手法の確立

　群大病院は、重大な医療事故については、当初から外部委員を中心とする第三

者性を担保した医療事故調査委員会を設置することを標準とすべきである。調査委員会では、まずは事実経緯の詳細を明らかにし、医学的、医療安全学的な検証を行い、再発防止に向けての提言を行うことが重要である。

遺族へのヒアリングの際に、「(ヒアリングの場で)初めてカルテを見た」との発言が聞かれた。また、患者の死亡時に遺族が解剖を希望したにもかかわらず、医師から「このようなケースでは普通解剖しない」といわれたと遺族が記憶しているのに、実際の診療録には、遺族の希望で解剖を見合わせることとなったと解釈できる内容が記載されており、遺族から不信の声が聞かれるケースもあった。この真偽について判断することはできないが、このような事実の認識の食い違いを防ぐためには、事故調査に該当する事例が発生した際には、まず、患者・遺族に調査の承諾を得たうえで、修正履歴付きの診療録を提供し、記載内容に疑義がないか確認を依頼しておくことが求められる。さらに、調査の場において、患者・遺族及び当該医療者へのヒアリングを十分に行い、事実を同定するという手続きをとることが重要である。

すでに、群大病院では院内事故調査専門委員会の内規を改定するとともに、病院の方針を決定するための事故対策会議について申し合わせを作成し、体制を刷新した。群大病院は重大事故の調査手法を確立し、本来の事故調査の目的を十分に果たすよう提言する。また、医療事故調査制度の支援団体として有益な活動を牽引するよう提言する。

## (4) 教 育

本件においては患者が置き去りにされた医療が継続されてきた。一般的に「患者第一」「患者中心の医療」という言葉は頻繁に用いられているが、その真に意味するところを病院職員が十分に理解し実践することは容易ではない。そのため、医学部教育の段階から、患者中心の医療を見据えた教育することが必要である。

### 1) 医学部における教育

真の「患者第一の医療」「患者中心の医療」の実現に向けて、群馬大学医学部においては、学生教育の段階から医療者の職業倫理(Medical Professionalism)を重視し、「ジュネーブ宣言」(1948年 世界医師会総会で規定した医の倫理、2006年改定)や、「新千年紀の医師憲章」(Medical Professionalism in the New Millennium: Physician Charter)等を踏まえた職業倫理のカリキュラムを策定し、教育を徹底すべきである。群大病院の実践の場で医学知識、医療技術について学ぶ一方で、患者にはどのような権利があるのか、それを医療現場でどう尊重し、どう

守っていくべきかという方法まで学ばなければならない。

　さらに、医療安全に関しても学生教育の段階から学んでおくことが、非常に重要である。これ無くして初期臨床研修に臨んだ場合に、病院特有の現場慣行を良しとすることになりかねない。病院特有の現場における慣行にとらわれず、職業倫理に基づいた医学部教育のためには、それを教えられる教員の育成が急務である。また各診療科における特異な慣行を改めるためにも、特に指導的な教員への研修の充実も求められる。

## 2）実効性のあるインフォームド・コンセント教育研修

　病院全職員が、インフォームド・コンセントの真の意味や、患者の自己決定権を尊重する情報提供とは何か、について理解するための研修の機会を設けるべきである。2015年8月に改定した群大病院の「インフォームド・コンセントに関する指針」に基づき、臨床倫理委員会専門委員会で承認された「統一説明同意文書」が、適切な形で使用されるように常に現場においても研修を実施しなければならない。その場合、単なる講演会といった方法にとどまらず、少人数で具体的事例について話し合うワークショップ形式の研修や、ロールプレイング形式の研修を行うことを提案する。

## （5）労務管理

　本件調査を進める中で、大学病院の医師の多忙な勤務状況が背景にあったことが改めて明らかになった。多くの医師が診療、教育、研究業務のほか、外勤（代務アルバイト）、学会出張、各種委員会への出席などの業務を行っている。

　旧第二外科が、病院の方針に沿って手術件数を増やしていく方針で診療を行っていた一方で、それに見合った人員の確保が不十分であったにも関わらず、地域医療への貢献という理由に加え、医師の給与の補てんという意味合いもこめて外勤を許可していたことで、過酷な勤務状況が生まれていた（2章（4）-2）①参照〔編注：本書では省略〕）。

　そのことが、患者・家族への病状説明が深夜に及んだり、診療録記載、手術後の管理などに十分な時間が割けないといった状況を生んだ要因の一つとも考えられ、再発防止のためにはこうした杜撰な労務管理状況の改善が必要である。

　群大病院のすべての診療科長は、医局員の勤務状況を、医療安全の見地から再度点検し、過剰勤務にならないよう、手術数や人員配分等の適切なコントロールを行うことが求められる。また、チーム制を充実させるなどし、特定の医師に業務が集中しないよう配慮する必要がある。

## (6) 日常的な診療の質評価への取り組み

本件においては、予定手術後の死亡が「避けられない合併症」と認識されて報告されず、病院は死亡事例の統発を把握できなかった。すなわち、日常的な診療の質の管理の難しさとその重要性が改めて浮き彫りになったといえる。

### 1）医療の質評価学講座の新設

我が国では、日常的に行われている診療行為について、質を評価し、標準から外れたものを是正するといった取り組みはほとんどの病院で組織的に行われていない。また、その手法や効果についての研究もほとんど行われていないのが現状である。

本件を教訓として、群馬大学医学部及び附属病院は、医療の質評価の面で、全国の医学部及び病院の模範となるだけでなく、我が国を代表する教育・研究を行う施設となることを切望する。

そこで、群馬大学大学院医学系研究科に、医療事故防止のみならず、医療の質を評価し向上させるための手法を研究するための「医療の質評価学講座」を新たに設置するよう提言する。講座は群大病院内の医療の質・安全管理部と連動させ、従来の医療安全活動に加え、診療の質評価、改善への提言ができるような体制を整備し、そこで活躍できる人材を輩出していくことも重要である。

### 2）DPC（診断群分類包括評価）データを活用して医療の質を測る

DPC データを活用すれば、現状でも医療の質評価や向上への提言をすることも可能である。病院の DPC データの「様式1」には、患者の基本情報と診療録情報として、入退院日や診断・手術情報、各種のスコア・ステージ分類等が入っている。また DPC データの「E ファイル」には、いつ、どのような診療行為を、何回行ったかの情報があり、「F ファイル」には「E ファイル」についての詳細な情報（行為、薬剤、医療材料、それぞれの数量、診療科・誰がオーダーしたかも）が入っている。

これらのデータから、診療プロセスを可視化することができる。たとえば、特定の手術に注目すれば、平均像とバラツキ（逸脱）が把握できるので、標準から外れた事例の抽出も可能である。DPC データは診療報酬請求のためのものではあるが、医療の質マネジメントにとっても極めて有用である。群大病院でも、これを有効利用して、日常的な医療の質評価に役立てていくことを提言する。これらの分析には、診療情報管理士を登用するなど人材を育成するとともに、データを用いた医療の質評価という新しい活動領域を開拓してほしい。

## (7) 患者参加の促進

　本件調査を通じて、群大病院においては、日常診療の中で、患者との情報共有を図り、患者中心のチーム医療を実現するためのシステムが不足していることが感じられた。

　また、遺族へのヒアリングからは、多くの遺族が、群大病院のことを大切に思い、今回の一連の事故を教訓にして、より良い病院として再生してくれることを強く願っていることがわかった。群大病院は、こうした遺族らの、誰よりも強い思いを改革のエネルギーとして生かすべきであり、そのことによって遺族らの期待に応えていく責任がある。

### 1）患者参加を促進し日常診療の質の向上を図る
#### ① 外来患者へのクリニカルパスや検査結果データの提供

　医療は患者のためのものであり、医療者は患者や家族に対して診療内容を正確に伝え、患者や家族の医療リテラシーを高めるための努力を続けることが求められる。しかし本件では、病院側が患者や家族に対して、病状や治療の選択肢、術前術後の経過などについて、できる限り正確に伝え、情報共有の努力をしていたとは言えないケースが少なくなかった。

　患者を中心としたチーム医療を実現するためには、わかりやすさを重視して不正確な情報提供をするのではなく、正確な情報を提供した上でわかりやすく伝えていくことが求められる。患者や家族らが、自ら治療法を選択したり、セカンド・オピニオンを受けたりするためにも、それは欠かせない。すべての医師が、クリニカルパスや検査結果データの写しを外来患者に提供することを原則とするシステムを、向こう1年間を目途に構築することを提言する。

#### ② 入院患者やその家族との診療録共有

　医師の診療録の記載が不十分であったことは、日常の診療においても、カンファレンスにおいても、さらに患者との間でも、情報共有が適切にできなかったばかりか、術後の容態悪化や死因についての説明も疎かなものとしてしまっていた。

　医療者が正確で適切な診療録を記載することが重要であるが、さらに、患者を中心としたチーム医療を実現するために、入院中の患者や家族が自身の電子カルテにアクセス閲覧できるようなシステムを、1年間を目途に整備することを提言する。

　さらに医療者は、診療録の共有に際して、患者家族への一方的な情報提供ととらえるのではなく、患者や家族から情報提供を受ける貴重なツールでもあるとい

う認識が必要である。

③ 症例検討会への患者や家族の参加

　5章（1）-4）において述べたように手術等の適応判断について症例検討（カンファレンス）の重要性が改めて指摘されている。また、5章（3）-4）では他科の医師による相互チェックの取り組みを提言した。このように医療におけるカンファレンスの重要性は自明であるが、従来これらの意思決定が閉鎖的な場で行われてきたことについては、疑問視されてこなかった。これらの透明性の確保は、真に患者中心の医療を実現するためにも、カンファレンスの質の向上のためにも重要な課題といえる。カンファレンスの透明性の確保のために、たとえば、定例のカンファレンスに患者や家族の参加を可能とするような体制を検討することも求められる。

　群大病院はカンファレンスへの参加を希望する患者に対し、これを実現するための取り組みを率先して行うよう提言する。

## 2）遺族の思いを事故の再発防止に生かす

① 群大病院医療安全週間（メモリアル週間）の設定

　群大病院においては、毎年、本件のメモリアルとして「群大病院医療安全週間」を設け、一連の事故の教訓を風化させないための取り組みを、少なくとも向こう10年程度は続ける必要がある。この医療安全週間では、遺族にも参加を呼びかけて、改革の進捗状況を報告するとともに、医療安全に関する全職員への新たな働きかけとして、医療事故を経験した本人や遺族による講演会などを行うよう提言する。

② 遺族の第三者委員としての病院の各種委員会への登用

　遺族へのヒアリングから、今回の一連の死亡事故を再発防止に生かしていくことが多くの遺族の願いであることがわかった。群大病院は遺族の思いを受けて、全国の大学病院のトップレベルの医療安全や医療倫理の向上、患者中心の医療の実現を目指す改革を進めていかなければいけない。

　そのために、今後設置する個別の医療事故調査委員会やIRB、臨床倫理委員会の委員、患者支援室のスタッフなど、患者の視点や市民感覚、第三者性が生かされるように、重要な委員会や部署に、本件の事故の遺族に参加を要請することを推奨する。また、患者支援室等の業務においても、群大病院が事故を教訓に患者のためのよりよい病院となることを誰よりも強く願っている遺族の思いを生かすことも検討すべきである。

## (8) 今後の改革に向けた組織体制についての提言

本調査にあたり、一つの病院の中に専門性が同じ2つの診療グループが独立して存在していたり、手術に参加していない教授が指導的助手として参加したことになっていたりなど、患者の視点からは理解しがたい、医療界独特の慣行の存在が随所にみてとれた。これらの問題を根本的に改善しない限り、事故の再発防止に向けた取り組みは表面的なものにとどまり、真に患者のための医療は実現しないであろう。

本委員会は、医学部出身者ではない学長の下に設置され、現病院・医学部の意向や思惑に左右されない、完全な第三者の委員で構成された。それにより、患者本位の医療を実現するにはどうすればよいかという視点から自由闊達に議論することができた。

今後、同じ視点で群大病院を改革していくには、様々な旧態のしがらみを断つ必要があり、その意味でも、医学部出身者でない学長により改革が主導されることが必要である。本報告書の提言が実現し、改革が成果をあげ定着するであろう向こう5年間程度は、そうした体制を継続することが望まれる。

また、本提言の実現と定着には一定の年月を要すると考えられる。本件の教訓を医療現場の再発防止に活かしていくためにも、一連の経緯と問題点を把握し、すでに多くの遺族への対応等を担っている医療安全管理の専従医師を中心に、中長期的に改革に推進する体制を敷くことが必要である。

本委員会は、本報告書で提言した内容の進捗状況を1年後に確認する機会を持ち、その結果について公表する予定であるが、それ以降も、本報告書の提言の実現や、本件以外の群大病院の医療事故に関する状況や取り組みについて議論する「医療事故等外部監査委員会」を、第三者を中心に設ける必要がある。その委員会には本件の遺族を複数加えて、「群大病院医療安全週間」などの機会に開催されることが望ましい。

## (9) 外部機関への要望
### 1) 日本肝胆膵外科学会への要望

日本肝胆膵外科学会の高度技能指導医や高度技能専門医の申請のための手術実績基準において、手術記録に名前があれば、仮に参加していない手術に関しても実績として登録可能であることが本件調査を通じてわかった。このようなことを防止するための対策を講ずるべきである。

## 2）厚生労働省への要望

　保険診療への疑義照会があった場合、電話による回答では双方の理解に齟齬が生じる恐れがある。そのため、特に侵襲性が高い症例、複雑な症例については、保険診療の適否や適用の範囲が医療現場に明確になるように理由を付して書面で回答することが望ましい。

JCOPY 498-14834

# 索引

患者・医療者の診療記録共有

世界の流れと群馬大学医学部附属病院における取り組み　Ⓒ

| 発　行 | 2022年12月5日　1版1刷 |

著　者　対　馬　義　人

小　松　康　宏

斎　藤　　繁

塚　越　聖　子

発行者　株式会社　中外医学社

代表取締役　青　木　　滋

〒 162-0805　東京都新宿区矢来町 62
電　話　(03) 3268-2701 (代)
振替口座　00190-1-98814 番

印刷・製本 / 三和印刷(株)　　　＜ SK・KN ＞
ISBN978-4-498-14834-5　　Printed in Japan